Hafiz Taha Mahmood
Mubassar Fida

Correlação entre a Morfologia do Atlas e a Divergência Maxilomandibular

Hafiz Taha Mahmood
Mubassar Fida

Correlação entre a Morfologia do Atlas e a Divergência Maxilomandibular

Modificação do crescimento: Caminho para a criação do idealismo

Imprint

Any brand names and product names mentioned in this book are subject to trademark, brand or patent protection and are trademarks or registered trademarks of their respective holders. The use of brand names, product names, common names, trade names, product descriptions etc. even without a particular marking in this work is in no way to be construed to mean that such names may be regarded as unrestricted in respect of trademark and brand protection legislation and could thus be used by anyone.

Cover image: www.ingimage.com

This book is a translation from the original published under ISBN 978-3-659-83944-3.

Publisher:
Sciencia Scripts
is a trademark of
Dodo Books Indian Ocean Ltd. and OmniScriptum S.R.L publishing group

120 High Road, East Finchley, London, N2 9ED, United Kingdom
Str. Armeneasca 28/1, office 1, Chisinau MD-2012, Republic of Moldova, Europe
Printed at: see last page
ISBN: 978-620-8-12971-2

DEDICAÇÕES

Este livro é carinhosamente dedicado ao meu pai, por ser o meu modelo, força interior e fonte de encorajamento, e à minha mãe e avó, pelas suas orações ilimitadas.

AGRADECIMENTOS

Em verdade, todos os louvores e agradecimentos ao todo-poderoso ALLAH, que é o provedor do conhecimento e da sabedoria para toda a humanidade. E que as bênçãos e a paz de Alá estejam sobre o seu último mensageiro MUHAMMAD (PBUH), cuja orientação é a melhor orientação para toda a humanidade até ao fim dos tempos.

Gostaria de estender a minha sincera gratidão aos meus supervisores, Dr. Mubassar Fida e Dr. Attiya Shaikh, que acreditaram nos meus esforços. Foram muito tolerantes e determinados a levar-me até ao fim. Foram uns motivadores maravilhosos que me ajudaram não só na realização desta investigação, mas também nas diferentes fases da minha residência.

Gostaria também de agradecer aos meus residentes seniores (Dra. Aisha Khoja, Dr. Waqar Jeelani e Dra. Maheen Ahmed) e aos meus colegas, em especial ao Dr. Adeel Tahir Kamal e à Dra. Farheen Fatima, pela sua ajuda e apoio permanentes ao longo destes quatro anos.

ÍNDICE DE CONTEÚDOS

LISTA DE ABREVIATURAS

Abbreviations	Terms
AD	Atlas Dorse
AV	Atlas Ventre
Atlas A-P	Atlas Anteroposterior
FPPP	Facial Plane (Nasion to Pogonion) & Palatal Plane
SNPP	Sella Nasion & Palatal Plane
FHPP	Frankfort Horizontal & Palatal Plane
SNMP	Sella Nasion Mandibular Plane angle
FMA	Frankfort horizontal Mandibular plane Angle
Saddle angle	Sella Nasion Articulare angle
Articulare angle	Sella Articulare Gonial angle
Gonial angle	Articulare Gonial Menton angle
Sum of Posterior angles	Summation of Saddle + Articulare + Gonial angles
NiTi	Nickel Titanium
ST	Sella Turcica
LAFH	Lower Anterior Facial Height

RESUMO:

Introdução:

A identificação precoce do padrão de divergência maxilo-mandibular dos pacientes permite ao ortodontista obter a máxima melhora nas relações esqueléticas através da modificação do crescimento. Portanto, o objetivo deste estudo foi avaliar a correlação entre a morfologia do atlas e a divergência maxilo-mandibular.

Objetivo:

Determinar a correlação entre o atlas dorso, o atlas ântero-posterior e o atlas ventre e os parâmetros angulares maxilares e mandibulares em pacientes ortodônticos de um hospital terciário em Karachi, Paquistão.

Desenho do estudo:

Transversal

Local do estudo:

Clínicas dentárias, Hospital Universitário Aga Khan, Carachi.

Duração do estudo:

Ist Jan-30th junho de 2017

Sujeitos e métodos:

Foi realizado um estudo transversal nos cefalogramas laterais pré-tratamento de 208 indivíduos. Os parâmetros do atlas foram categorizados em AD, Atlas A-P e AV. Vários parâmetros angulares maxilares e mandibulares foram utilizados para avaliar o padrão de divergência. A correlação de Pearson foi utilizada para correlacionar os parâmetros atlásticos e maxilo-mandibulares entre os géneros.

Resultados:

Com o AD, os ângulos goníaco (p = 0,01), FPPP (p = 0,05), SNPP (p = 0,02) e FHPP (p = 0,05) no sexo feminino apresentaram correlação negativa fraca significativa. Com o Atlas A-P, os ângulos SNMP (p = 0,05), sela (p = 0,03), goníaco (p = 0,05), soma dos posteriores (p = 0,03), SNPP (p = 0,02) e FHPP (p = 0,006) apresentaram correlação negativa fraca significativa, enquanto o ângulo articulado (p = 0,02) apresentou correlação positiva fraca significativa nos homens. No entanto, o ângulo FPPP (p = 0,02) nas mulheres mostrou uma correlação negativa fraca significativa com o Atlas A-P. Com AV, o ângulo da sela (p = 0,05) nos homens e os ângulos FPPP (p = 0,03) e SNPP (p = 0,05) nas mulheres apresentaram uma correlação fraca significativa.

Conclusão:

A morfologia do atlas não pode ser considerada como um preditor do futuro padrão de divergência de um indivíduo.

Palavras-chave:

Atlas Cervical, Desenvolvimento Maxilofacial, Dimensão Vertical

CAPÍTULO 1

INTRODUÇÃO:

A caraterística mais distintiva dos rostos ideais é o facto de serem bem proporcionados e simétricos em todos os aspectos. A desarmonia nas estruturas faciais pode ocorrer nos três planos, ou seja, vertical, sagital e transversal. Sassouni[1] classificou as formas faciais em faces longas, médias e curtas, de acordo com o padrão facial vertical. Esta alteração na orientação da maxila e da mandíbula no plano vertical é designada por rotação da mandíbula.[2]

Bjork[3,4] introduziu as rotações de crescimento como uma caraterística do crescimento facial normal. As rotações da mandíbula podem ocorrer tanto na direção para a frente como para trás, mas um padrão de crescimento médio geralmente mostra um grau moderado de rotação para a frente de ambas as mandíbulas.[5] Vários estudos [6-8] utilizaram diferentes terminologias para descrever a rotação maxilar e mandibular.

O crescimento craniofacial permite que os ossos maxilares aumentem de tamanho e alterem a sua relação espacial com a base do crânio. As rotações da mandíbula durante o crescimento não só afectam a posição final dos ossos faciais, como também podem afetar os tecidos moles e os dentes circundantes.[2,9] Os pacientes hiperdivergentes ou rotadores para trás são caracterizados pela rotação anti-horária da maxila e rotação horária da mandíbula. Isto resulta numa aparência caraterística de mordida aberta esquelética, em que não existe sobreposição vertical entre os incisivos superiores e inferiores. A forma facial do paciente seria dolicofacial e há um crescimento mais anterior da metade inferior da face do que posterior. As caraterísticas cefalométricas das faces hiperdivergentes são a excessiva altura facial anterior inferior, a inclinação do plano palatino para baixo posteriormente e para cima anteriormente, o aumento do ângulo do plano mandibular e os incisivos proclinados.[2,10]

Os rotadores hipodivergentes ou para a frente são caracterizados pela rotação da maxila no sentido horário e da mandíbula no sentido anti-horário. Isto resultaria numa aparência caraterística de mordida profunda esquelética, em que existe uma sobreposição excessiva entre os incisivos superiores e inferiores. A forma facial do paciente seria braquifacial e há um crescimento mais posterior da metade inferior da face do que anterior. As caraterísticas cefalométricas das faces hipodivergentes são: altura facial anterior inferior curta, plano palatino horizontal, ângulo do plano mandibular diminuído e incisivos apinhados.[2,10]

A modalidade de tratamento para o padrão de divergência do indivíduo depende da etiologia, do estado de crescimento, da linha do sorriso e dos lábios, da exibição dos incisivos e da gravidade da má oclusão. As opções de tratamento incluem modificação do crescimento, camuflagem, cirurgia ortognática ou a utilização de dispositivos de ancoragem temporários para efetuar movimentos dentários difíceis.[10] Se o futuro padrão de divergência maxilo-mandibular de um indivíduo puder ser previsto, isso pode levar à correção da discrepância vertical durante a infância através da modificação do crescimento e evitar uma cirurgia ortognática posterior.

Atlas, a primeira vértebra cervical, liga a base do crânio à coluna vertebral. Tem um papel vital no crescimento e na função do complexo craniofacial. O crescimento do atlas está normalmente concluído aos 7 anos de idade.[11] A morfologia do atlas tem sido considerada como um indicador do crescimento esquelético antero-posterior. Watanabe et al[12] descobriram que a altura do arco dorsal do atlas estava significativamente relacionada com o padrão esquelético anteroposterior (p = 0,03).

Além disso, vários autores relataram a associação entre os parâmetros do atlas e a direção do crescimento mandibular. Huggare[9] demonstrou que existe uma relação significativa entre o atlas dorso (AD) e a direção de rotação do crescimento mandibular. Nisayif e Al-Sahaf[13] encontraram uma correlação significativa entre AD e atlas anteroposterior (Atlas A-P) e rotação do crescimento mandibular. Eles relataram que, à medida que a altura do AD e do Atlas A-P aumenta, há um aumento da rotação horizontal da mandíbula.

O crescimento do atlas geralmente se completa no final da infância, enquanto o crescimento da maxila e da mandíbula continua durante a adolescência.[7,11] Se a morfologia do atlas e os padrões de crescimento maxilar e mandibular estiverem significativamente correlacionados, isso será útil para identificar o futuro padrão de crescimento vertical de uma criança. Uma pesquisa na literatura pertinente mostra que atualmente nenhum estudo local foi conduzido sobre esse tópico e muito poucos estudos[9,12,13] relataram a correlação da morfologia do atlas com a rotação mandibular. Tanto a maxila como a mandíbula contribuem para o padrão de divergência de um indivíduo e nenhum dos estudos relatou ainda a relação da morfologia do atlas com a rotação maxilar. Por conseguinte, planeámos este estudo para determinar a correlação entre a morfologia do atlas e o padrão de divergência maxilo-mandibular.

CAPÍTULO 2

REVISÃO DA LITERATURA:

O tema da estética facial é de significativa importância na ciência ortodôntica.[14] A estética facial, a simetria e as proporções são elementos vitais de rostos apelativos e atraentes.[15] Os rostos desproporcionados ou assimétricos são caracterizados como desagradáveis ou inestéticos, enquanto que as caraterísticas proporcionais são aceitáveis, se não sempre bonitas. Por isso, a avaliação facial para detetar qualquer assimetria e desproporção na face é um componente integral do procedimento de diagnóstico ortodôntico.

Proporções faciais:

Desde os registos mais antigos disponíveis, as representações do corpo humano têm sido orientadas por sistemas de proporcionalidade entre as suas partes. Zeising[16] publicou um extenso tratado sobre as principais leis relativas aos princípios morfológicos das proporções do corpo humano. O século XV marca o início da idade de ouro dos artistas do período renascentista, principalmente Leonardo da Vinci e Albrecht Durer. Os seus extensos trabalhos sobre as proporções e a morfologia faciais são inigualáveis. Da Vinci definiu as proporções como a relação entre as respectivas partes e o corpo inteiro.[17] Descreveu as proporções da cabeça e dividiu o perfil facial em sete partes através de oito linhas horizontais. Durer propôs uma análise proporcional das faces leptoprosópica e europrosópica.[18] Por isso, a importância de avaliar a desarmonia e a assimetria faciais não pode ser repudiada.

O rosto pode ser avaliado tanto em vista frontal como de perfil.[2] Um rosto idealmente proporcional pode ser dividido em quintos centrais, mediais e laterais iguais. A separação dos olhos e a largura dos olhos devem ser iguais e definir os quintos central e medial do rosto. Para além disso, o rosto também pode ser dividido em terços verticais. O terço superior do rosto é a distância entre a linha do cabelo e a base do nariz. O terço médio da face é a distância da base do nariz até à base do nariz e o terço inferior da face é a distância da base do nariz até ao queixo. Idealmente, a altura facial inferior deve ser ligeiramente mais longa do que a altura facial superior (Figura 1).

Na análise do perfil, a posição antero-posterior dos maxilares e a postura dos lábios podem ser avaliadas. Além disso, as proporções faciais verticais, como na vista frontal do rosto, também podem ser avaliadas com maior precisão.[19]

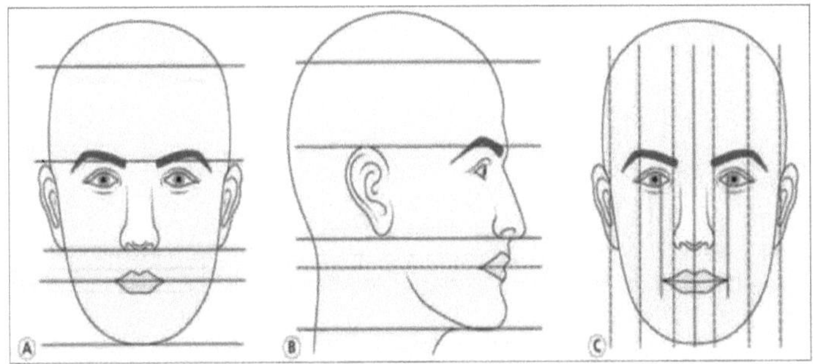

Figura 1; Avaliação das proporções faciais nas vistas frontal e de perfil[2]

Forma da cabeça e do rosto:

A relação entre a altura e a largura do rosto (índice facial) estabelece o tipo geral de cabeça e as proporções básicas do rosto. A altura do rosto é medida do nasion ao gnathion e a largura do rosto é medida do zigónio direito ao esquerdo, ou seja, a largura bizigomática[20] [21] (figura 2).

A forma da cabeça pode ser classificada em mesocefálica, que é a forma média da cabeça; dolicocefálica, em que a cabeça é longa e estreita e braquicefálica, em que a cabeça é larga e curta[2] (Figura 3).

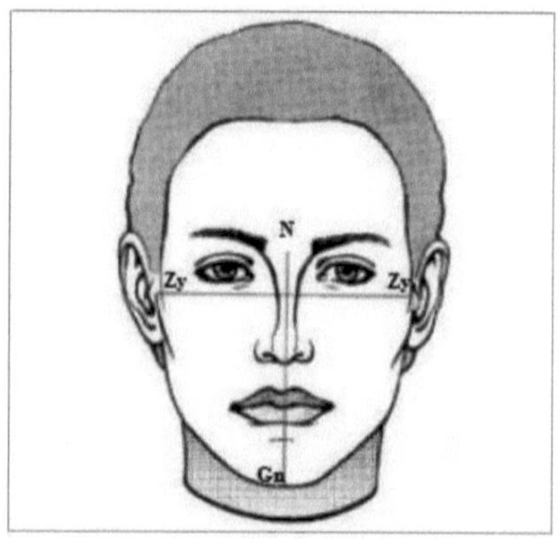

Figura 2: Cálculo do índice facial através da medição da altura facial (N - Gn) e da largura facial (Zy - Zy)[21]

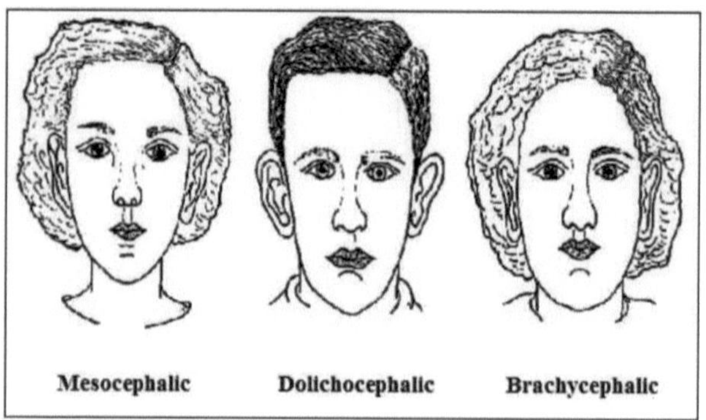

Figura 3: Diferentes tipos de cabeça[21]

A face pode ser classificada em mesoprosópica, que é uma forma facial média ou normal; europrosópica, onde a face é larga e curta e leptoprosópica, onde a forma facial é longa e estreita.[22] Diferentes autores têm utilizado várias terminologias para descrever a forma facial de um indivíduo. Algumas das terminologias são: hiperdivergente, normodivergente ou hipodivergente;[23] longo, médio ou curto;[24] ângulo alto, normal ou baixo;[25] horizontal ou vertical grower[26] e mordida aberta esquelética ou mordida profunda esquelética.[27]

Uma face longa ou curta pode dever-se a tecidos duros ou moles anormais que formam a face. A prevalência do padrão facial longo varia de 14,06% a 34,94% em diferentes grupos étnicos.[26,27] Da mesma forma, a prevalência do padrão facial curto foi relatada como variando de 10% a 26% em vários estudos.[28,29]

A avaliação do tipo facial é fundamental para o planeamento do tratamento e para a estabilidade do tratamento ortodôntico.[30] Os factores que afectam a morfologia e a forma facial são o volume e a forma do espaço faríngeo, a[31] anatomia do complexo mastigatório, a[32,33] anatomia dentoalveolar[33] e o tipo de oclusão.[34,23] Além disso, a forma facial retrata a direção de rotação de crescimento dos maxilares e isso deve ser considerado na escolha da biomecânica ortodôntica.[36] Certos tipos de biomecânica não podem ser considerados para indivíduos de face longa que são essencialmente indicados para pacientes de face curta.

Rotações da mandíbula durante o crescimento:

Tanto a maxila como a mandíbula rodam durante o crescimento, quer para a frente quer para trás. O padrão de desenvolvimento facial vertical está fortemente relacionado com a rotação de ambos os maxilares. As rotações da mandíbula foram estudadas pela primeira vez por Bjork[37] , que implantou pinos de vitallium (2,0 mm de comprimento e 0,62 mm de diâmetro) no osso cortical da mandíbula. Como a mandíbula é um osso único, os pinos servem como estruturas de referência estáveis para sobrepor e avaliar as alterações angulares de rotação da mandíbula relativamente à base do crânio.

Terminologia:

De acordo com a pesquisa bibliográfica, diferentes autores [2,8,3841] utilizaram numerosas terminologias para descrever a rotação dos maxilares. A rotação que ocorre dentro do núcleo de cada mandíbula é chamada de rotação interna, rotação verdadeira ou rotação total. A rotação interna é mascarada por alterações na superfície dos maxilares ou remodelação óssea (aposição e deposição). Isto é conhecido como rotação externa, remodelação angular ou rotação intramatriz. Esta rotação externa geralmente mascara 50% da rotação interna. As alterações globais nos maxilares relativamente à base do crânio são designadas por rotação total, rotação aparente ou rotação da matriz (Tabela I).

Tabela I: Várias terminologias para descrever a rotação dos maxilares

Condition	Bjork[38]	Solow and Houston[8]	Proffit[2]	Lavergne and Gasson[39]	Enlow[40]	Dibbets[41]
Rotation of mandibular core relative to cranial base	Total rotation	True rotation	Internal rotation			
Mandibular plane relative to cranial base	Matrix rotation	Apparent rotation	Total rotation	Positional rotation	Displacement rotation	
Mandibular plane relative to core of the mandible	Intramatrix rotation	Angular remodeling	External rotation	Morphogenetic rotation	Remodelling rotation	Counter balancing rotation

Rotação mandibular:

A estrutura da mandíbula pode ser dividida em núcleo e múltiplos processos funcionais. O núcleo é o osso que envolve o nervo alveolar inferior, enquanto os processos alveolares, condilares e musculares são considerados processos funcionais.[2,10]

As rotações de crescimento mandibular são um reflexo do crescimento diferencial na altura facial anterior e posterior. Durante o crescimento, o núcleo da mandíbula gira para cima anteriormente e para baixo posteriormente. Isso pode ocorrer em torno do côndilo ou dentro do corpo da mandíbula.[42]

A rotação para a frente ocorre quando há um maior crescimento posterior do que anterior e a rotação para trás ocorre quando há um maior crescimento na área anterior em comparação com a área posterior. Teoricamente, existem três tipos de rotação para a frente da mandíbula e dois tipos de rotação para trás. A rotação para a frente do tipo I ocorre quando o centro de rotação está localizado à volta do côndilo. A rotação para a frente do tipo II ocorre quando o centro está localizado na região dos incisivos, enquanto no tipo III o centro se situa na área dos pré-molares. A rotação para trás tem dois centros de rotação, no tipo I localiza-se ao redor do côndilo, enquanto no tipo II, localiza-se ao redor do molar mais distalmente ocluído (Figura 4).[43] 80 % dos indivíduos são rotadores para frente ou anteriores, enquanto 20 % são rotadores para trás ou posteriores.

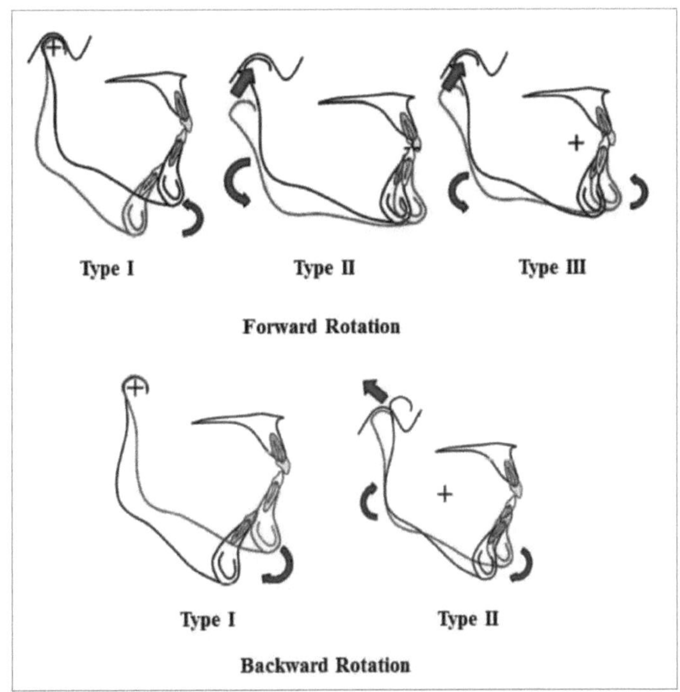

Figura 4: Diferentes tipos de rotações da mandíbula para a frente e para trás[43]

Dependendo da idade do indivíduo, a rotação interna é responsável por aproximadamente 0,41,3° por ano. A rotação interna, que está centrada no núcleo da mandíbula, ocorre cerca de 10-15° desde os 4 anos de idade até à idade adulta.[6] Esta rotação interna pode ocorrer à volta do côndilo ou dentro do corpo da mandíbula. No entanto, o ângulo do plano mandibular diminui apenas 2-4° em média, o que demonstra que a parte posterior da mandíbula é uma área de reabsorção, enquanto o aspeto anterior é uma área de aposição óssea. Estas são as alterações superficiais que ocultam a rotação verdadeira ou interna da mandíbula.[2,42,43]

Rotação do maxilar:

As rotações de crescimento referem-se normalmente à mandíbula, mas a maxila também roda durante o crescimento craniofacial. O processo alveolar e partes do osso que rodeiam a passagem de ar são considerados processos funcionais, ao passo que o núcleo do maxilar é o osso que não os processos funcionais.[2] Ambos os tipos de rotação para a frente e para trás podem ocorrer no maxilar.[10]

A rotação interna da maxila é a mesma que a rotação centrada no corpo da mandíbula. A rotação externa do maxilar é responsável pela deposição no pavimento nasal, pela reabsorção no lado palatino e pela quantidade variável de erupção dos incisivos e molares. A quantidade de rotação externa é análoga e oposta em direção à rotação interna e, na maioria dos casos, anulam os efeitos uma da outra. Assim, a rotação líquida que ocorre na maxila, tal como descrita pelas alterações no plano palatino, é zero.[2,43]

Rotações da mandíbula e o seu efeito na dentição:

As rotações da mandíbula durante o crescimento criam espaço para a erupção dos dentes. Também significa a magnitude da erupção e a posição antero-posterior dos incisivos.[2,43] O caminho de erupção dos dentes maxilares é um pouco para baixo e para a frente. Quando a maxila roda para a frente, posiciona os incisivos para a frente e aumenta a sua proeminência. A rotação da maxila para trás posiciona os incisivos para trás, eleva-os e diminui o comprimento da arcada, levando ao apinhamento.[2,10]

O caminho de erupção dos dentes mandibulares é para cima e para a frente. A rotação da mandíbula para frente tende a verticalizar os incisivos e a rotação para trás permite que os incisivos erupcionem mais labialmente. Com a rotação para trás, há um aumento da pressão da língua sobre os incisivos, minimizando a pressão labial simultaneamente e levando ao aumento da proeminência dos incisivos e da protrusão dentária.[5,44] Além disso, o crescimento mandibular tardio também leva a mandíbula para frente, piorando ainda mais a irregularidade dos incisivos.[45]

A rotação da mandíbula em indivíduos de face curta e longa também tem um impacto significativo na posição antero-posterior dos incisivos. Com a rotação extrema em indivíduos de face curta, há um aumento do ângulo interincisal, irregularidade progressiva dos incisivos e aprofundamento da mordida.[46] Por outro lado, nos indivíduos de face longa, desenvolve-se uma mordida aberta anterior, que também leva os incisivos para a frente, conduzindo a uma protrusão dentária e a um ângulo interincisal agudo.[47]

Rotação mútua de ambos os maxilares:

A maxila e a mandíbula tendem a rodar em conjunto para estabelecer as proporções faciais, tanto sagitalmente como verticalmente. De acordo com Lavergne e Gasson[48], a rotação mútua da maxila e da mandíbula pode ser categorizada em quatro tipos diferentes. O tipo I é uma rotação convergente em que tanto a maxila quanto a mandíbula tendem a convergir anteriormente. Se o paciente estiver voltado para a direita, a maxila gira no sentido horário, enquanto a mandíbula gira no sentido anti-horário, resultando em mordida profunda esquelética. Este tipo de padrão vertical é difícil de tratar com modificação do crescimento. A rotação da mandíbula do tipo II é conhecida como rotação divergente, em que a maxila tende a rodar no sentido contrário ao dos ponteiros do relógio e a mandíbula roda no sentido dos ponteiros do relógio, o que representa uma mordida aberta esquelética. Este tipo de padrão vertical, na sua forma grave, requer cirurgia ortognática para reposicionar os maxilares na sua posição correta. A rotação da mandíbula do tipo III é chamada de rotação cranial de ambas as bases da mandíbula. Neste tipo, tanto a maxila como a mandíbula rodam para cima e para a frente e a rotação craniana maxilar compensa a rotação mandibular, resultando numa mordida normal. Este tipo de rotação dos maxilares é também referido como o padrão de crescimento horizontal dos maxilares. A rotação da mandíbula do tipo IV é conhecida como rotação caudal de ambas as bases da mandíbula. A caraterística deste padrão vertical é que ambos os maxilares rodam para baixo e para trás, resultando numa sobremordida normal. Neste tipo, a rotação da base da maxila compensa a rotação da mandíbula. Essa rotação da mandíbula também é chamada de padrão de crescimento vertical de ambas as mandíbulas (Figura 5).

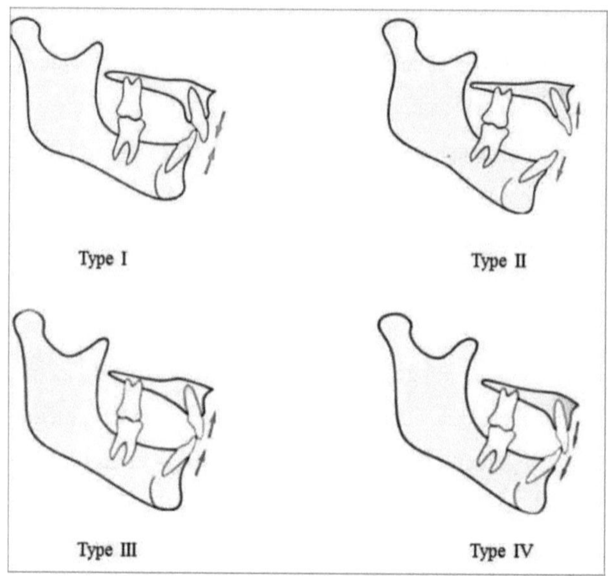

Figura 5: Tipos de rotação mútua da maxila e da mandíbula[41]

Hiperdivergente ou Cara Longa:

O conceito de divergência facial foi proposto pela primeira vez por Schudy.[49] Ele relatou que a relação entre a altura facial e a profundidade facial não só significa o padrão de divergência de um indivíduo, mas também a sobremordida que o acompanha. A hiperdivergência ou a hipodivergência são os dois extremos da divergência facial. Esses padrões verticais da face são estabelecidos precocemente na vida, mesmo antes da erupção dos dentes permanentes.[50]

O padrão facial hiperdivergente ou síndrome da face longa deve-se à rotação anti-horária da maxila e à rotação horária da mandíbula, resultando na aparência caraterística da mordida aberta esquelética.[51] Neste padrão vertical, não há sobreposição entre os dentes superiores e inferiores. Estes doentes são normalmente respiradores bucais ou têm uma aparência facial caraterística conhecida como fácies adenoide.[52] Têm um tipo de corpo ectomórfico, desenvolvimento esquelético mais lento, músculos fracos generalizados, expressão facial vaga e má postura corporal.[10] Têm músculos mastigatórios mais pequenos e forças de mordida mais fracas em comparação com os doentes normodivergentes.[53]

Forma da face:

A forma da cabeça do doente hiperdivergente é dolicocefálica e a forma da face é leptoprosópica.[10]

Caraterísticas extra-orais:

Se dividirmos o rosto em terços verticais, o terço superior é caracterizado por uma testa longa e inclinada, glabela pesada e bordos supra-orbitais. O terço médio é constituído por um nariz longo, fino e estreito, aberturas nasais apertadas e base estreita na zona das asas do nariz. No terço inferior da face, existe uma maxila prognata, uma mandíbula retrognata ou uma combinação das duas.

Os lábios são normalmente incompetentes com um aspeto amuado devido à protrusão dentoalveolar maxilar e mandibular. O lábio superior é curto, flácido e a sua tonicidade está perdida, sendo normalmente incapaz de cobrir os dentes anteriores superiores, o que resulta num sorriso gengival. O queixo é menos proeminente, plano e pouco desenvolvido. A sínfise é estreita e longa.[10,54]

Perfil:

Perfil convexo dos tecidos moles

Caraterísticas Intra-orais:

No aspeto vertical, têm uma mordida aberta caraterística dos incisivos. Transversalmente, o palato é estreito e alto. A largura dos molares na dentição superior e inferior é mais estreita, especialmente nos indivíduos da classe II divisão 1.[55] Têm uma posição anterior da língua com espaços faríngeos restritos.[56] O plano oclusal é íngreme e existe uma curva de oclusão exagerada. Os seus dentes são grandes, com discrepância entre o tamanho do dente e o tamanho da arcada e terceiros molares impactados.[10] O rebordo alveolar, especialmente na mandíbula, é pequeno e têm placas corticais mais finas, tanto na maxila como na mandíbula.[57]

O fluxo salivar para a área anterior está diminuído, pelo que a incidência de cáries é elevada na região anterior do maxilar. Existe também uma queratinização incompleta da gengiva maxilar anterior.[10]

Caraterísticas cefalométricas:

A caraterística cefalométrica distintiva dos doentes hiperdivergentes é o aumento do crescimento vertical da mandíbula com um ângulo acentuado do plano mandibular.[54] O ângulo SNMP é superior a 32° e o FMA é superior a 25°. O ramo mandibular é curto, com um processo coronoide pequeno e um entalhe antegonial proeminente.[10] A base craniana, o eixo Y e os ângulos goníacos são grandes. Além disso, a altura facial anterior é longa, a altura facial posterior é curta e a altura facial anterior inferior é longa em comparação com a altura facial superior.[58,59]

Mordida aberta:

A má oclusão por mordida aberta pode ser classificada em mordida aberta esquelética ou dentária. A diferença básica entre as duas reside na orientação do plano oclusal. No tipo esquelético, existe normalmente contacto entre os dentes apenas na área dos molares e o plano oclusal diverge anteriormente. No entanto, no tipo dentário, o contacto ocorre nas áreas pré-molar e molar e o plano oclusal diverge anteriormente (Figura 6).[54,58]

O tratamento da mordida aberta esquelética depende da idade esquelética do doente. Se o doente estiver em fase de crescimento, podem ser efectuadas modificações do crescimento, ao passo que se o crescimento cessar, a cirurgia ortognática é a modalidade de escolha para corrigir a discrepância vertical. O tratamento da mordida aberta dentária consiste em eliminar a etiologia. Uma vez eliminada a causa, procede-se a um tratamento ortodôntico para colocar os dentes em posições favoráveis.[2,10]

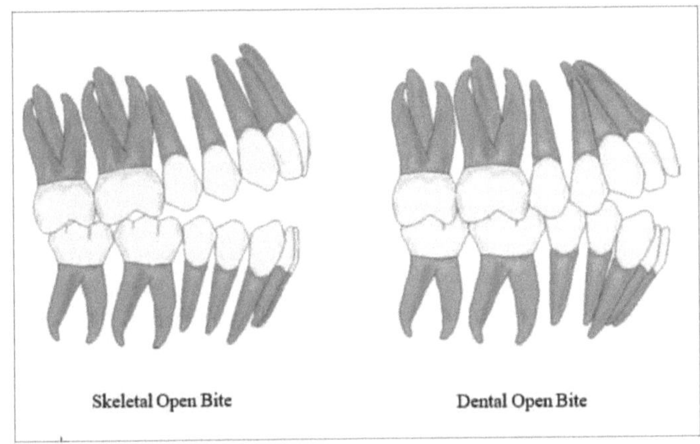

Figura 6: Caraterísticas oclusais da mordida aberta esquelética e dentária[58]

Tratamento:

O principal objetivo para corrigir a má oclusão esquelética por mordida aberta é restringir o crescimento vertical da maxila e/ou a intrusão dos segmentos bucais posteriores da maxila.[58] Isto levaria a uma rotação para cima e para a frente da mandíbula, resultando num melhor perfil facial e estética.

O tratamento é adaptado em função do estado de crescimento da criança. A modificação do crescimento pode ser efectuada utilizando vários aparelhos para alcançar os resultados desejados. O puxão vertical e o aparelho extrabucal do tipo occipital podem ser utilizados para intruir o segmento maxilar posterior. O aparelho extrabucal do tipo occipital também pode distalizar os molares, levando a uma correção favorável do padrão hiperdivergente de classe II. [58] Blocos de mordida nos dentes posteriores também podem aplicar forças intrusivas nos dentes posteriores através dos músculos mastigatórios.[60] A mentoneira de tração vertical também pode ser usada para corrigir a altura facial anterior, permitindo que a mandíbula gire para cima e para frente.[61] Os exercícios dos músculos mastigatórios através da mastigação de pastilhas elásticas ou de resina de pinheiro dura podem reduzir significativamente a altura facial anterior e conduzir a uma rotação anti-horária da mandíbula.[62,63] A arcada transpalatina (6 mm de distância do palato) também pode ser usada para intruir os molares superiores, empregando as forças da musculatura da língua durante a deglutição.[64]

O tratamento dos pacientes de face longa que não crescem, com excesso maxilar vertical e dimensão facial anterior aumentada, é abordado através de cirurgia ortognática. A osteotomia LeFort I pode ser efectuada para reposicionar cirurgicamente a maxila na direção superior. A cirurgia facilita a redução da altura facial anterior através da autorrotação da mandíbula.[65] Em casos graves, a osteotomia LeFort I com cirurgia de avanço mandibular também pode ser efectuada para corrigir a deformidade mandibular.[58]

Além disso, em casos de discrepância esquelética ligeira a moderada, podem ser efectuadas extracções selectivas e planeadas de dentes para corrigir a discrepância vertical.[66] A intrusão efectiva dos molares superiores posteriores também pode ser conseguida utilizando dispositivos de ancoragem temporários em casos selecionados.[67]

Hipodivergente ou Face curta:

O padrão facial hipodivergente ou síndrome da face curta deve-se à rotação da maxila no sentido dos ponteiros do relógio e à rotação da mandíbula no sentido contrário ao dos ponteiros do relógio, resultando na aparência caraterística da mordida profunda esquelética.[2] Neste padrão vertical, existe uma sobreposição excessiva entre os dentes superiores e inferiores. Os indivíduos têm normalmente um tipo de corpo endomórfico, uma idade esquelética avançada e uma postura corporal erecta.[10] Têm músculos mastigatórios mais fortes e maiores forças de mordida em comparação com os pacientes normodivergentes.[58]

Forma da face:

Os indivíduos hipodivergentes têm geralmente uma forma de cabeça braquicefálica e uma forma de rosto europrosópica.[10]

Caraterísticas extra-orais:

Se o rosto for dividido em terços verticais, o terço superior dos rostos hipodivergentes tem uma testa abaulada caraterística, glabela menos percetível e cristas supra-orbitais proeminentes.[10] O terço médio é constituído por olhos bem definidos com maçãs do rosto proeminentes e um nariz mais curto com grandes aberturas nasais. O terço inferior do rosto apresenta um queixo bem desenvolvido com um sulco mentolabial profundo e lábios finos.[10,68] A linha do lábio inferior é alta e há um aumento da atividade do músculo mentalis. Os músculos masseteres dos indivíduos hipodivergentes são fortes e bulbosos e podem apresentar uma protuberância acentuada na face lateral do ramo.[58]

Perfil:

Perfil de tecidos moles reto ou com rebordo[10]

Caraterísticas Intra-orais:

Os pacientes hipodivergentes geralmente apresentam sobremordida excessiva e retrusão alvéolo-mandibular com apinhamento na área anterior da mandíbula. Eles têm uma abóbada palatina plana e arcadas dentárias largas com dentes de tamanho pequeno em comparação com indivíduos normodivergentes. Têm placas corticais mais espessas tanto na maxila como na mandíbula.[10] Existe uma curva de spee excessiva na arcada inferior com supraerupção dos dentes anteriores da mandíbula e alturas dentoalveolares reduzidas na região dos molares.[68] [69] A língua é geralmente posicionada posteriormente em comparação com as faces hiperdivergentes. Têm um grande espaço faríngeo e uma menor prevalência de obstrução das vias respiratórias.[10]

Caraterísticas cefalométricas:

A caraterística cefalométrica dos doentes hipodivergentes é o aumento da altura facial posterior em comparação com a altura facial anterior.[59,68] O SNMP é inferior a 32° e o FMA é inferior a 25°.[10] A mandíbula tem um ramo largo e comprido, um processo coronoide grande e ausência de entalhe antegonial. A base do crânio, o eixo Y e os ângulos goníacos são pequenos. Além disso, a altura facial superior é maior do que a altura facial inferior. [10,59,68]

Mordida profunda:

A mordida profunda é a má oclusão mais comum e a mais difícil de tratar e, se não for retida com êxito, tem uma forte probabilidade de recidiva. É definida como a quantidade e a percentagem de sobreposição dos incisivos inferiores pelos incisivos superiores. O intervalo ideal para a sobremordida é entre 2-4 mm. Qualquer sobremordida superior a 4 mm é considerada uma sobremordida excessiva (Figura 7).[2,58]

A mordida de cobertura é uma sobremordida excessiva em que existe uma ocultação completa dos incisivos inferiores. Está mais frequentemente associada à retroinclinação dos incisivos superiores nos casos de classe II divisão 2.[70] Pode causar efeitos deletérios na gengiva e pode predispor o indivíduo à síndrome da disfunção temporomandibular.[71] A mordida fechada é outra entidade de sobremordida excessiva que é mais comum em adultos. Está relacionada com a perda de dentes posteriores, especialmente os molares inferiores.[72]

A má oclusão por mordida profunda pode ser classificada em mordida profunda esquelética ou dentária. A mordida profunda esquelética pode dever-se ao padrão de crescimento horizontal ou à rotação convergente dos ossos maxilares. A mordida profunda dentária deve-se a uma sobreerupção dos incisivos ou a uma suberupção dos molares ou a uma combinação de ambas.[58]

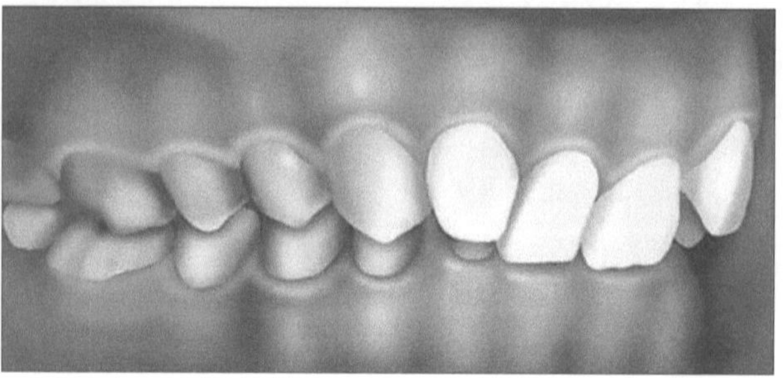

Figura 7; Caraterísticas clínicas da mordedura profunda[58]

Tratamento:

O tratamento da mordida profunda esquelética depende do estado de crescimento da criança. A modificação do crescimento pode ser efectuada utilizando vários aparelhos. Um aparelho combinado de tração na má oclusão de classe II distaliza os molares superiores, criando um efeito de cunha e abrindo a mordida anteriormente.[2,10] O aparelho extrator cervical permite a extrusão dos molares superiores e é o tratamento de eleição para os pacientes com crescimento de baixo ângulo da classe II.[2,10] O plano de mordida anterior permite uma separação de 3-4 mm dos dentes posteriores, que é utilizada para alongar os dentes posteriores e aumentar a altura facial anterior inferior, resultando na correção da mordida profunda.[73] O aparelho Nudger é composto por um plano de mordida anterior, molas de dedo e aparelho extrabucal para ajudar na correção da má oclusão de mordida profunda de classe II.[74] Os aparelhos funcionais, como o ativador de abertura média, tapam os dentes anteriores inferiores e permitem a erupção do segmento vestibular posterior, de modo a obter uma sobremordida normal.[73]

Arcos de NiTi pré-formados com curva de spee pronunciada também podem ser usados para permitir a erupção dos pré-molares e a intrusão dos dentes anteriores. As arcadas de intrusão de Ricketts ou Burstone também podem ser utilizadas para corrigir a mordida profunda através da intrusão de segmentos de incisivos nas arcadas superior e inferior. A intrusão de incisivos também pode ser conseguida utilizando dispositivos de ancoragem temporários.[2,58,73]

Os pacientes que não estão a crescer e que apresentam mordida profunda esquelética podem ser tratados com cirurgia ortognática. Os indivíduos de face curta com má oclusão de classe II com curva excessiva de spee na arcada inferior podem ser melhor tratados com avanço mandibular com aterragem em três pontos. A curva excessiva de spee nesses pacientes será corrigida pós-cirurgicamente, permitindo a erupção dos pré-molares. Isto ajuda no alongamento da altura facial anterior inferior.[75] O procedimento de enxerto descendente LeFort I também pode ser utilizado para corrigir a má oclusão esquelética da mordida profunda, mas com precaução, uma vez que o procedimento envolve um maior grau de recidiva.[75] A osteotomia subapical do segmento labial inferior está indicada nos casos em que a curva excessiva do spee não pode ser controlada apenas pela mecânica ortodôntica.[76]

Preditores da má oclusão vertical:

O crescimento da largura dos maxilares está concluído muito antes do início do surto de crescimento na adolescência e é o menos afetado pelas alterações de crescimento na adolescência. No entanto, o crescimento em altura e em comprimento dos maxilares continua durante todo o período da adolescência.[2] O crescimento em altura vertical da face continua mais tempo do que o crescimento em comprimento. O aumento da altura facial continua ao longo da vida, mas os níveis adultos são atingidos no final da adolescência nas raparigas e no início dos vinte anos nos rapazes.[2,10]

Como o crescimento vertical é o último a completar-se e resulta numa desproporção facial significativa, os investigadores estão constantemente à procura de modalidades para prever a dimensão vertical da face muito antes de esta atingir níveis adultos. Se a dimensão vertical da face for prevista precocemente, pode ser alterada através de modificações do crescimento e pode ser obtida a resposta mais favorável com a menor morbilidade potencial. Isto levaria a um aumento do número de casos sem cirurgias ortognáticas e a uma maior satisfação dos pacientes.

Indicadores de dimensão vertical da Bjork:

Em 1969, Bjork[38] relatou os sete sinais estruturais da rotação do crescimento mandibular. Segundo ele, nem todos os sinais serão evidentes em um indivíduo, mas quanto maior o número de sinais presentes, maior a confiabilidade da previsão da má oclusão vertical. Os sete indicadores são os seguintes:

Inclinação da cabeça do côndilo:

A inclinação da cabeça do côndilo é um sinal caraterístico da rotação do crescimento mandibular. A cabeça do côndilo nos rotadores para a frente está inclinada para a frente e nos rotadores para trás está inclinada para trás.

Curvatura do canal mandibular:

O canal mandibular transporta o nervo alveolar inferior, a artéria e a veia. Desloca-se obliquamente para baixo e para a frente no ramo e, posteriormente, em linha reta no corpo da mandíbula. A curvatura do canal varia em diferentes padrões verticais da mandíbula. Nos rotadores para a frente, a curvatura do canal é curva, enquanto nos rotadores para trás é reta.

Forma do bordo inferior da mandíbula:

A forma do bordo inferior da mandíbula também varia consoante o padrão vertical dos maxilares. Nos rotadores para a frente, há uma aposição de osso abaixo da sínfise e na parte anterior da mandíbula, enquanto há reabsorção no ângulo da mandíbula. Isto resulta numa concavidade no bordo inferior. Nos rotadores para trás, existe uma forma linear do bordo anterior com ausência de arredondamento anterior e o contorno do ângulo da mandíbula é convexo. Esta caraterística é conhecida como entalhe antegonial.

Inclinação da sínfise:

A inclinação da sínfise é uma caraterística importante na previsão da rotação do crescimento mandibular porque não há remodelação nesta área. É medida traçando um ângulo entre a tangente à superfície anterior da mandíbula e a base anterior do crânio. Nos rotadores para a frente, há uma retroinclinação da sínfise, enquanto nos rotadores para trás, há uma proclinação da sínfise.

Ângulo interincisal:

O ângulo interincisal é o ângulo entre o longo eixo dos incisivos superiores e inferiores. Nos rotadores para a frente, este ângulo é aumentado ou obtuso, enquanto nos rotadores para trás, este ângulo é diminuído ou agudo.

Ângulo interpremolar ou intermolar:

O ângulo interpremolar ou intermolar é medido entre os pré-molares e molares superiores e inferiores. Nos rotadores para a frente, os molares estão mais verticalizados nas bases da mandíbula, o que aumenta os ângulos interpremolar e intermolar. No entanto, nos rotadores para trás, os molares estão inclinados mesialmente, o que diminui os ângulos interpremolar e intermolar.

Altura facial anterior inferior:

A altura facial anterior inferior (AFAI) é medida a partir da espinha nasal anterior até ao mento. Varia de acordo com o padrão de rotação dos maxilares. Nos rotadores para a frente, a AFAI é reduzida e existe mordida profunda esquelética, enquanto nos rotadores para trás, a AFAI é aumentada e existe mordida aberta esquelética.

Morfologia da Sella Turcica:

A sela túrcica (ST) é uma depressão em forma de sela no corpo do osso esfenoide que alberga a glândula pituitária. O aspeto anterior da ST é conhecido como tuberculum sella, enquanto o bordo posterior é conhecido como dorsum sella. Os bordos anterior e posterior têm quatro projecções conhecidas como processos clinóides que se projectam sobre o ST. As dimensões da ST são 4-12 mm verticalmente e 5-16 mm sagitalmente.[77,78]

O crescimento da ST completa-se na primeira infância e não sofre alterações significativas após os 12 anos.[79] A ST é facilmente identificável no cefalograma lateral e tem sido utilizada de forma consistente para sobreposições e avaliação das alterações de crescimento e tratamento dos doentes.[80]

Diferentes autores propuseram uma relação entre a morfologia e as dimensões da ST e as más oclusões[81,82] sagital e vertical[83] . Yasa et al[83] relataram um aumento da prevalência de bridas em pacientes hipodivergentes. Encontrou um aumento do diâmetro da ST tanto em pacientes hiperdivergentes como hipodivergentes, em comparação com pacientes normodivergentes. Também registou um aumento da dimensão vertical dos ST em doentes hiperdivergentes. Como a ST pode ser traçada facilmente no cefalograma lateral, a previsão precoce do desenvolvimento futuro da má oclusão vertical pode ser antecipada e pode ser alterada usando modalidades de tratamento menos complicadas.

Atlas Morfologia:

A vértebra cervical é constituída por sete vértebras que suportam o crânio. A primeira e a segunda vértebras cervicais encontram-se muito próximas do terço inferior da face.[12] A vértebra atlas liga o crânio à coluna vertebral. Com exceção das outras vértebras cervicais, o atlas não tem corpo e é constituído por uma estrutura em forma de anel com arcos anterior e posterior e duas massas laterais. Cada massa lateral tem uma projeção conhecida como processo transverso.[84]

O crescimento da vértebra atlas completa-se aos 7 anos de idade,[11] enquanto o crescimento vertical da maxila e da mandíbula continua durante a adolescência.[8] Se houver uma associação significativa entre o atlas e a rotação do crescimento maxilo-mandibular, é possível prever o desenvolvimento futuro da rotação do crescimento e empregar procedimentos de modificação do crescimento para a alterar.

Diferentes autores[9,12,13,84] propuseram uma associação entre a morfologia do atlas e a má oclusão esquelética. Watanabe et al[12] relataram que a altura do arco dorsal do atlas era menor na má oclusão de classe II. Huggare[9] e Jahjah e Hassan[84] encontraram uma associação significativa entre a arcada dorsal do atlas e a rotação do crescimento mandibular. Nisayif e Al-Sahaf[13] relataram que, à medida que a altura do arco dorsal do atlas e do atlas ântero-posterior aumenta, há um aumento da rotação anti-horária da mandíbula.

CAPÍTULO 3

OBJECTIVO:

O objetivo deste estudo foi:

- Determinar a correlação entre o atlas dorso, a distância anteroposterior do atlas e o atlas ventre e os parâmetros angulares maxilares e mandibulares em pacientes ortodônticos num hospital terciário em Karachi, Paquistão.

CAPÍTULO 4

DEFINIÇÕES OPERACIONAIS:

Medidas lineares do Atlas:[85,86]

1. **AD:** O dorso do atlas é a extensão vertical máxima do arco dorsal do atlas medida num cefalograma lateral com uma régua milimétrica (CD) **(anexo A)**

2. **Atlas A-P:** Atlas antero-posterior é a distância horizontal antero-posterior máxima medida no cefalograma lateral com uma régua milimétrica (AB) **(anexo A)**

3. **AV:** Atlas ventre é a extensão vertical máxima do arco atlas ventral medida no cefalograma lateral com uma régua milimétrica (EF) **(anexo A)**

Parâmetros angulares mandibulares:

1. **Ângulo SNMP:** Ângulo entre o plano SN e o plano mandibular (Go-Me) medido num cefalograma lateral com o protactor[59] **(Anexo C)**

2. **Ângulo de sela:** Ângulo formado entre o násio, a sela e a articulação, medido no cefalograma lateral com o protactor[10] **(anexo D).**

3. **Ângulo articular:** Ângulo formado entre a sela, a parte articular e o gónio medido no cefalograma lateral com o protactor[10] **(anexo E)**

4. **Ângulo gonial:** Ângulo formado entre a articulare, o gonion e o menton, medido no cefalograma lateral com o protactor[10] **(anexo F).**

5. **Soma dos ângulos posteriores:** A soma dos ângulos da sela, articulare e goníaco[10] **(Anexo G)**

6. **Ângulo do eixo Y:** Ângulo formado entre a sela, o násio e o gnátio medido no cefalograma lateral com o protactor[59] **(anexo H)**

Parâmetros angulares dos maxilares:

1. **Ângulo FPPP:** Ângulo formado entre o plano facial (N-Pog) e o plano palatal (ANS-PNS) medido no cefalograma lateral com o protactor[87] **(Anexo I)**

2. **Ângulo SNPP:** Ângulo formado entre o plano da sela nasal (S-N) e o plano palatino

(ANS-PNS) medido no cefalograma lateral com o protactor[88] **(Anexo J)**

3. **Ângulo FHPP:** Ângulo formado entre o plano horizontal de Frankfort e o plano palatino (ANS-PNS) medido no cefalograma lateral com o protactor[89] **(Anexo K)**

CAPÍTULO 5

MATERIAL E MÉTODOS:

Definição:

Clínicas dentárias, Hospital Universitário Aga Khan (AKUH), Carachi

Desenho do estudo:

Transversal

Duração do estudo:

6 meses (1 de janeiro a 30 de junho de 2017)

Tamanho da amostra:

O tamanho da amostra foi calculado utilizando o software NCSS PASS (Kaysville, UT, EUA). O tamanho da amostra foi calculado utilizando o valor de correlação (r = -0,25) entre o ângulo goníaco e a distância anteroposterior do atlas, conforme relatado por Nisayif e Al-Sahaf.[13] Mantendo α = 0,05 e o poder do estudo como 80%, obtivemos um tamanho de amostra de 189. Aumentámos este número em 10% para obter uma dimensão final da amostra de 208 indivíduos (N).

Técnica de amostragem:

Amostragem não probabilística e consecutiva

Seleção da amostra:

Critérios de inclusão:

> 1. Doentes com idades compreendidas entre os 18 e os 25 anos (homens e mulheres)

> 2. Pacientes que se dirigem às clínicas dentárias da AKUH para

tratamento ortodôntico

3. Doentes de origem paquistanesa (confirmados pelo NIC)

4. Pacientes com registos ortodônticos completos (ficheiros e cefalogramas laterais)

Critérios de exclusão:

1. História anterior de tratamento ortodôntico ou ortopédico
2. Presença de qualquer anomalia ou síndrome craniofacial/dentário, como microssomia hemifacial, síndrome de Down, síndrome de Treacher Collin, etc.
3. História de traumatismo ou cirurgia envolvendo estruturas vertebrais e faciais

Procedimento de recolha de dados:

Antes da recolha de dados, foi obtida a aprovação ética do comité de análise ética institucional com o número de isenção ERC 4114-Sur-ERC-16.

A idade e o sexo do paciente foram determinados a partir dos registos ortodônticos pré-tratamento do paciente. Os cefalogramas laterais de todos os pacientes foram traçados manualmente pelo investigador principal num papel de acetato numa sala escura usando um iluminador e vários pontos de referência foram identificados (Anexo B). O atlas, tal como visto no cefalograma, foi traçado e as distâncias lineares AD, Atlas A-P e AV foram medidas com uma régua milimétrica (Anexo A). As medidas angulares maxilares e mandibulares (Anexo C-K) foram feitas com a ajuda de um transferidor. Todos os dados foram recolhidos numa ficha de recolha de dados (Anexo L). Para excluir o erro de medição, foram selecionados aleatoriamente 30 telerradiografias, que foram repetidas pelo investigador principal para determinar a fiabilidade intra-examinador. Os resultados revelaram uma correlação elevada entre os dois conjuntos de leituras (Quadro II).

Quadro II: Avaliação da fiabilidade das medições

Parameters		Mean ± SD		ICC
		First	Second	
Mandibular	SNMP angle (degree)	32.0 ± 4.4	32.7 ± 4.3	0.9
	Saddle angle (degree)	126.8 ± 6.4	127.2 ± 6.4	0.8
	Articulare angle (degree)	141.2 ± 6.2	141.8 ± 6.2	0.9
	Gonial angle (degree)	127.0 ± 7.4	128.2 ± 8.4	0.9
	Sum of Posterior angles (degree)	395.2 ± 5.8	395.7 ± 5.8	0.8
	Y-axis angle (degree)	60.9 ± 3.7	61.3 ± 3.3	0.9
Maxillary	FPPP angle (degree)	86.7 ± 3.9	87.2 ± 4.0	0.8
	SNPP angle (degree)	7.9 ± 4.0	8.4 ± 4.0	0.8
	FHPP angle (degree)	0.1 ± 2.2	0.6 ± 2.3	0.8
Atlas	Dorse (mm)	10.9 ± 1.8	8.4 ± 4.0	0.7
	Anteroposterior (mm)	50.6 ± 3.5	51.5 ± 3.8	0.8
	Ventre (mm)	10.9 ± 1.5	11.5 ± 2.5	0.8

ICC = Coeficiente de Correlação Intra-classe

Procedimento de análise de dados:

Os dados foram duplamente introduzidos e todas as análises estatísticas foram efectuadas utilizando o Statistical Package for the Social Sciences (SPSS) para Windows (versão 20.0 Chicago Inc. USA). As médias e os desvios-padrão foram calculados para os parâmetros angulares AD, Atlas A-P e AV e mandibular (ângulo SNMP, ângulo de sela, ângulo articular, ângulo goníaco, soma dos ângulos posteriores e eixo Y) e maxilar (ângulo FPPP, ângulo SNPP e ângulo FHPP). O coeficiente de correlação de Pearson foi calculado para avaliar a relação de AD, Atlas A-P e AV com os parâmetros angulares mandibulares e os parâmetros angulares maxilares. A análise de regressão linear múltipla foi feita para determinar diferenças estatisticamente significativas no valor médio dos parâmetros angulares mandibulares (ângulo SNMP, ângulo de sela, ângulo articular, ângulo goníaco, soma dos ângulos posteriores e eixo Y) e maxilares (ângulo FPPP, ângulo SNPP e ângulo FHPP) e AD, Atlas A-P e AV. Um valor de p <0,05 foi considerado estatisticamente significativo.

CAPÍTULO 6

RESULTADOS:

A amostra total foi composta por 208 indivíduos (104 do sexo masculino e 104 do sexo feminino). As estatísticas descritivas, tais como as médias e os desvios-padrão dos parâmetros do atlas (AD, Atlas A-P e AV) e dos parâmetros mandibulares (ângulo SNMP, ângulo da sela, ângulo articular, ângulo goníaco, soma dos ângulos posteriores e eixo Y) e maxilares (ângulo FPPP, ângulo SNPP e ângulo FHPP) são apresentadas na Tabela III.

Quadro III: Estatísticas descritivas dos parâmetros atlásticos e maxilo-mandibulares

Parameters		Mean ± SD	
		Male (n = 104)	Female (n = 104)
Mandibular	SNMP angle (degree)	28.28 ± 6.16	31.87 ± 5.72
	Saddle angle (degree)	123.53 ± 6.82	125.46 ± 6.16
	Articulare angle (degree)	143.20 ± 6.51	141.95 ± 14.7
	Gonial angle (degree)	124.20 ± 7.34	126.34 ± 6.41
	Sum of Posterior angles (degree)	390.94 ± 6.52	393.75 ± 14.22
	Y-axis angle (degree)	60.53 ± 3.10	61.06 ± 4.13
Maxillary	FPPP angle (degree)	87.67 ± 9.04	87.53 ± 3.94
	SNPP angle (degree)	7.13 ± 3.71	8.23 ± 3.39
	FHPP angle (degree)	0.61 ± 3.45	0.87 ± 3.01
Atlas	Dorse (mm)	11.49 ± 10.93	9.79 ± 1.37
	Anteroposterior (mm)	50.41 ± 3.34	46.35 ± 2.57
	Ventre (mm)	10.74 ± 1.31	10.07 ± 1.05

O teste de correlação de Pearson foi utilizado para determinar a correlação entre a AD e os parâmetros angulares mandibulares (ângulo SNMP, ângulo de sela, ângulo articular, ângulo goníaco, soma dos ângulos posteriores e eixo Y) e maxilares (ângulo FPPP, ângulo SNPP e ângulo FHPP). Foi demonstrada uma correlação negativa fraca e estatisticamente significativa entre os ângulos goníaco (p = 0,01), FPPP (p = 0,05), SNPP (p = 0,02) e FHPP (p = 0,05) e a DA no género feminino (Tabela IV).

Tabela IV: Correlação entre o atlas dorsal e os parâmetros maxilo-mandibulares em homens e mulheres

Parameters		Atlas Dorse			
		Males (n = 104)		Females (n = 104)	
		r value	p value	r value	p value
Mandibular	SNMP angle	-0.13	0.16	-0.13	0.17
	Saddle angle	0.02	0.82	0.07	0.42
	Articulare angle	-0.04	0.62	0.12	0.19
	Gonial angle	-0.07	0.44	-0.23	0.01*
	Sum of Posterior angles	-0.11	0.26	0.06	0.53
	Y-axis angle	-0.16	0.10	0.10	0.30
Maxillary	FPPP angle	0.01	0.88	-0.19	0.05*
	SNPP angle	0.01	0.92	-0.21	0.02*
	FHPP angle	-0.04	0.66	-0.18	0.05*

N=208; Correlação de Pearson; Correlação fraca (0 a < 0,5); Correlação moderada (0,5 a < 0,8); Correlação forte (0,8 a 0,0); *p ≤ 0,05

O teste de correlação de Pearson foi usado para encontrar a correlação entre o Atlas A-P e os parâmetros angulares mandibulares (ângulo SNMP, ângulo de sela, ângulo articular, ângulo goníaco, soma dos ângulos posteriores e eixo Y) e maxilares (ângulo FPPP, ângulo SNPP e ângulo FHPP). Entre os parâmetros angulares mandibulares no sexo masculino, houve uma correlação negativa fraca estatisticamente significativa entre os ângulos SNMP (p = 0,05), sela (p = 0,03), goníaco (p = 0,05) e soma dos ângulos posteriores (p = 0,03) e uma correlação positiva fraca significativa entre o ângulo articular (p = 0,02) e o Atlas A-P. Dentre os parâmetros angulares da maxila no sexo masculino, a correlação de Pearson mostrou uma correlação negativa fraca estatisticamente significativa entre os ângulos SNPP (p = 0,02) e FHPP (p = 0,006) e o Atlas A-P. No sexo feminino, encontrámos uma correlação negativa fraca e significativa entre o ângulo FPPP (p = 0,02) e o Atlas A-P (Tabela V).

Tabela V: Correlação entre os parâmetros anteroposteriores do atlas e maxilo-mandibulares no sexo masculino e feminino

Parameters		Atlas Anteroposterior			
		Males (n = 104)		**Females (n = 104)**	
		r value	p value	r value	p value
Mandibular	SNMP angle	-0.18	0.05*	-0.003	0.97
	Saddle angle	-0.20	0.03*	0.04	0.67
	Articulare angle	0.21	0.02*	-0.01	0.91
	Gonial angle	-0.18	0.05*	-0.01	0.88
	Sum of Posterior angles	-0.20	0.03*	0.001	0.99
	Y-axis angle	0.11	0.23	0.11	0.26
Maxillary	FPPP angle	-0.04	0.63	-0.21	0.02*
	SNPP angle	-0.21	0.02*	-0.05	0.55
	FHPP angle	-0.26	0.006*	-0.13	0.16

N=208; Correlação de Pearson; Correlação fraca (0 a < 0,5); Correlação moderada (0,5 a < 0,8); Correlação forte (0,8 a 0,0); *p ≤ 0,05

O teste de correlação de Pearson foi utilizado para avaliar a correlação entre a AV e os parâmetros angulares mandibulares (ângulo SNMP, ângulo da sela, ângulo articular, ângulo goníaco, soma dos ângulos posteriores e eixo Y) e maxilares (ângulo FPPP, ângulo SNPP e ângulo FHPP). Foi demonstrada uma correlação negativa fraca e significativa do ângulo da sela (p = 0,05) nos homens e dos ângulos FPPP (p = 0,03) e SNPP (p = 0,05) nas mulheres com AV (tabela VI).

Tabela VI: Correlação entre o atlas ventre e os parâmetros maxilo-mandibulares nos sexos masculino e feminino

Parameters		Atlas Ventre			
		Males (n = 104)		Females (n = 104)	
		r value	p value	r value	p value
Mandibular	SNMP angle	-0.003	0.97	-0.05	0.57
	Saddle angle	-0.19	0.05*	-0.01	0.89
	Articulare angle	0.05	0.61	0.002	0.98
	Gonial angle	0.11	0.24	-0.09	0.36
	Sum of Posterior angles	-0.02	0.84	-0.04	0.65
	Y-axis angle	0.15	0.11	0.14	0.15
Maxillary	FPPP angle	-0.03	0.70	-0.21	0.03*
	SNPP angle	-0.10	0.28	-0.19	0.05*
	FHPP angle	-0.09	0.32	-0.03	0.70

N=208; Correlação de Pearson; Correlação fraca (0 a < 0,5); Correlação moderada (0,5 a < 0,8); Correlação forte (0,8 a 0,0); *p ≤ 0,05

A análise de regressão linear simples foi usada primeiro para determinar o efeito dos parâmetros angulares maxilo-mandibulares individuais com a AD. Entre todos os parâmetros angulares maxilo-mandibulares, encontramos uma diferença estatisticamente significativa no ângulo SNMP (coeficiente β = -0,17, p = 0,04) e AD (tabela VII). Como apenas uma variável foi considerada estatisticamente significativa, a regressão linear múltipla não pode ser aplicada.

Quadro VII: Análise de regressão linear simples dos parâmetros angulares maxilo-mandibulares com o dorso do atlas

Angular Parameter		Beta coefficient	p value	95 % Confidence Interval	
				Lower	Upper
Mandibular	SNMP	-0.17	0.04*	-0.34	-0.002
	Saddle	0.007	0.92	-0.15	0.17
	Articulare	0.0007	0.98	-0.09	0.09
	Gonial	-0.10	0.19	-0.25	0.05
	Sum of Posterior	-0.03	0.45	-0.13	0.06
	Y-axis	-0.19	0.18	-0.49	0.09
Maxillary	FPPP	0.005	0.94	-0.14	0.15
	SNPP	-0.06	0.69	-0.35	0.23
	FHPP	-0.12	0.45	-0.45	0.20

N=208, *p ≤ 0,05

Inicialmente, a análise de regressão linear simples foi aplicada para determinar diferenças estatisticamente significativas entre os parâmetros angulares maxilo-mandibulares e a variável independente (Atlas A-P). Entre todos os parâmetros angulares maxilo-mandibulares, encontramos diferenças estatisticamente significativas em SNMP (coeficiente β = -0,14, p <0,001), sela (coeficiente β = -0,09, p = 0,01) e ângulos FHPP (coeficiente β = -0,22, p = 0,004) e Atlas A-P (tabela VIII).

Quadro VIII: Análise de regressão linear simples dos parâmetros angulares maxilo-mandibulares com o atlas antero-posterior

Angular Parameter		Beta coefficient	p value	95 % Confidence Interval	
				Lower	Upper
Mandibular	SNMP	-0.14	<0.001*	-0.22	-0.06
	Saddle	-0.09	0.01*	-0.16	-0.01
	Articulare	0.02	0.23	-0.01	0.06
	Gonial	-0.09	0.08	-0.16	-0.02
	Sum of Posterior	-0.04	0.06	-0.08	0.003
	Y-axis	0.04	0.48	-0.08	0.18
Maxillary	FPPP	-0.03	0.34	-0.10	0.03
	SNPP	-0.21	0.2	-0.34	-0.07
	FHPP	-0.22	0.004*	-0.37	-0.07

N=208, *p ≤ 0,05

A análise de regressão linear múltipla foi realizada apenas nas variáveis estatisticamente significativas com Atlas A-P. Os ângulos SNMP (coeficiente β = -0,13, p = 0,001), sela (coeficiente β = -0,08, p = 0,02) e FHPP (coeficiente β = -0,23, p = 0,002) apresentaram diferenças significativas com o Atlas A-P na regressão linear múltipla (tabela IX).

Tabela IX: Análise de regressão linear múltipla dos parâmetros angulares maxilomandibulares significativos com o atlas anteroposterior

Angular Parameter	Beta coefficient	p value	95 % Confidence Interval	
			Lower	Upper
SNMP	-0.13	0.001*	-0.21	-0.05
Saddle	-0.08	0.02*	-0.15	-0.009
FPPP	-0.23	0.002*	-0.37	-0.09

N=208, *p ≤ 0,05

A análise de regressão linear simples foi aplicada primeiro para determinar diferenças estatisticamente significativas entre os parâmetros angulares maxilo-mandibulares individuais e a AV. Entre todos os parâmetros angulares maxilo-mandibulares, encontramos diferenças estatisticamente significativas nos ângulos de sela (coeficiente β = -0,02, p = 0,02) e SNPP (coeficiente β = -0,06, p = 0,01) (tabela X).

Quadro X: Análise de regressão linear simples dos parâmetros angulares maxilo-mandibulares com o atlas ventre

Angular Parameter		Beta coefficient	p value	95 % Confidence Interval	
				Lower	Upper
Mandibular	SNMP	-0.02	0.14	-0.04	0.006
	Saddle	-0.02	0.02*	-0.05	-0.002
	Articulare	0.003	0.65	-0.01	0.01
	Gonial	-0.002	0.85	-0.02	0.02
	Sum of Posterior	-0.007	0.35	-0.02	0.007
	Y-axis	0.03	0.09	-0.006	0.08
Maxillary	FPPP	-0.01	0.28	-0.03	0.01
	SNPP	-0.06	0.01*	-0.10	-0.01
	FHPP	-0.03	0.24	-0.08	0.02

N=208, *p ≤ 0,05

Foi efectuada uma regressão linear múltipla entre a AV e as variáveis significativas ao nível da regressão linear simples, ou seja, a SNPP e os ângulos de sela, mas apenas a SNPP permaneceu significativamente associada (p = 0,02) à AV na regressão linear múltipla.

CAPÍTULO 7

DISCUSSÃO:

A previsão do padrão de divergência maxilo-mandibular previsto para o indivíduo tem sido debatida há muito tempo na literatura ortodôntica. Bjork[38] propôs sete sinais estruturais para predizer o tipo de rotação de crescimento. À medida que o número de variáveis presentes num determinado indivíduo aumenta, a probabilidade de uma previsão precisa do padrão de divergência também aumenta. Skieller et al[90] relataram que essas variáveis só são aplicáveis em casos com discrepância esquelética severa.

Outro método foi proposto por Skieller et al,[90] , que se baseia na avaliação da inclinação mandibular, do ângulo intermolar, da forma do bordo inferior da mandíbula e da inclinação da sínfise no cefalograma lateral. Contudo, Leslie et al[91] referiram que a informação obtida com este método é inadequada e não pode ser utilizada para prever a direção do futuro padrão de divergência do indivíduo. Recentemente, Yasa et al[83] encontraram uma associação significativa entre a morfologia da ST e o padrão de divergência.

A coluna cervical, particularmente a primeira e a segunda vértebras, são adjacentes à mandíbula e estudos têm relatado sua associação com o tamanho da mandíbula, divergência mandibular e morfologia craniofacial. [9294] Assim, o objetivo do presente estudo foi determinar a correlação entre AD, AV e Atlas A-P e o padrão de divergência maxilomandibular do indivíduo.

Huggare[9] foi o primeiro a avaliar a morfologia do atlas e considerou-a como preditor da rotação do crescimento mandibular. Ele relatou que a altura do arco dorsal do atlas se correlacionava significativamente com a rotação horizontal da mandíbula. O atlas, como visto no cefalograma lateral, foi caracterizado como AD, AV e Atlas A-P. Utilizámos vários parâmetros maxilo-mandibulares para categorizar os indivíduos em padrão normo, hiper ou hipodivergente.

Comparação de meios da morfologia do atlas:

Nisayif e Al-Sahaf[13] efectuaram um estudo na população iraquiana com uma amostra de 200 indivíduos e avaliaram a correlação entre os parâmetros do atlas e vários parâmetros mandibulares apenas. Eles relataram uma média de AD em homens de 9,8 mm e em mulheres de 9,4 mm. Em contraste, encontramos um comprimento maior de AD em homens de 11,4 mm e resultados semelhantes em mulheres de 9,7 mm. Nisayif e Al-Sahaf[13] registaram um comprimento do atlas A-P de 51,6 mm e 48,7 mm em machos e fêmeas, respetivamente. No entanto, encontrámos um comprimento médio do Atlas A-P de 50,4 mm nos homens e 46,3 mm nas mulheres. No que respeita à AV, Nisayif e Al-Sahaf[13] registaram 11,7 mm de comprimento nos machos e 11,3 mm nas fêmeas. Por outro lado, encontrámos um comprimento de AV de 10 mm em ambos os sexos. As diferenças nos resultados podem ser atribuídas às variações étnicas e a uma diferença na padronização do cefalograma lateral. Na nossa amostra, todas as medidas do atlas foram maiores no sexo masculino do que no feminino. Isso está de acordo com Kylamarkula e Huggare[95] e Nisayif e Al-Sahaf.[13]

Comparação das médias dos parâmetros maxilo-mandibulares:

As médias dos parâmetros angulares mandibulares da nossa população são únicas e variam significativamente em relação a outras populações. Um estudo realizado por Alam et al[96] na população do Bangladesh encontrou uma média de PMNS de 30,1° nos homens e 28,9° nas mulheres. Isto contrasta com o nosso estudo, em que encontrámos um valor médio de PMN de 28,2° nos homens e de 31,8° nas mulheres.

Os valores médios do ângulo de sela referidos por Alam et al[96] na sua população são 123,4° para os homens e 121,0° para as mulheres. As normas caucasianas para o ângulo de sela, tanto para homens como para mulheres, são 123°.[97] No nosso estudo, encontrámos um ângulo de sela médio de 123,5° nos homens, o que está em concordância com os estudos acima mencionados. No entanto, o valor médio do ângulo de sela para as mulheres (125,4°) do nosso estudo contrasta com outros estudos.[96,97]

Alam et al[96] registaram o valor médio do ângulo articular para os homens como 140,2°

e para as mulheres como 137,3°. As normas caucasianas do ângulo articular, tanto para homens como para mulheres, são de 143°.[97] Outro estudo realizado por Khan e Ahmed[98] na população paquistanesa encontrou um valor médio do ângulo articular para os homens de 137,8° e para as mulheres de 136,2°. No entanto, nós encontrámos um valor do ângulo articular para os homens de 143,2° e para as mulheres de 141,9°. As nossas leituras para a amostra masculina estão de acordo com as normas caucasianas.

O valor médio do ângulo goníaco, tal como referido por Khan e Ahmed[98] no seu estudo, é de 128,4° para os homens e 127,7° para as mulheres. As normas do Bangladesh relativas ao ângulo goníaco para os homens são 125,9° e para as mulheres são 123,2°. Por outro lado, encontrámos um valor médio do ângulo goníaco para os homens de 124,2° e para as mulheres de 126,3°.

Khan e Ahmed[98] registaram um valor médio da soma dos ângulos posteriores para o sexo masculino de 392,1° e para o sexo feminino de 390,1°. Na população caucasiana, as normas para este ângulo são 396° para ambos os sexos. Em contraste, encontrámos o valor para o sexo masculino de 390,9° e para o sexo feminino de 393,7°.

Um estudo conduzido por Nahidh et al[99] na população árabe encontrou o valor médio do ângulo do eixo Y para os homens como 61,4° e para as mulheres como 60,8°. Em nosso estudo, encontramos uma média de 60,5° para os homens e 61,0° para as mulheres.

Lira et al[100] relataram o valor médio do ângulo SNPP para homens como 7,6° e para mulheres como 6,4° na população brasileira. Por outro lado, a média do ângulo SNPP para homens e mulheres em nossa população estudada foi de 7,1° e 8,2°, respetivamente.

As diferenças nas médias dos parâmetros angulares maxilo-mandibulares devem-se às diferenças nas normas das várias populações. As inconsistências na padronização cefalométrica lateral e as alterações nas tendências seculares devidas ao crescimento, desenvolvimento e maturação das diferentes populações também podem contribuir para os resultados contrastantes.

Correlação do AD com os parâmetros maxilo-mandibulares: Este estudo revela uma correlação variável entre o atlas e os parâmetros angulares maxilares e mandibulares, que são estratificados de acordo com o género. Nisayif e Al-Sahaf[13] relataram uma correlação negativa fraca e significativa da SNMP, soma dos ângulos posterior e goníaco com a DA. Além disso, não estratificaram os seus resultados de acordo com o género. Do mesmo modo, também encontrámos uma correlação negativa fraca e significativa entre o ângulo goníaco e a DA na amostra feminina.

Um outro estudo efectuado por Jahjah e Hassan[84] referiu uma correlação negativa fraca da sela e da soma dos ângulos posteriores com a AD nos homens. Também registaram uma correlação negativa moderada com o ângulo articular e uma correlação positiva moderada entre o ângulo goníaco e a AD em indivíduos do sexo masculino. Também encontrámos uma correlação negativa fraca entre a soma dos ângulos posteriores e a AD em indivíduos do sexo masculino. No entanto, encontrámos uma correlação positiva fraca entre o ângulo da sela e uma correlação negativa fraca entre os ângulos articulare e goníaco com a DA em indivíduos do sexo masculino. Jahjah e Hassan[84] registaram uma correlação negativa fraca entre os ângulos da sela, goníaco e a soma dos ângulos posteriores com a DA em mulheres. Também relataram uma correlação positiva fraca do ângulo articular com a DA em mulheres. Os nossos resultados estão em concordância com o seu estudo no que respeita aos ângulos goníaco e articular. Por outro lado, encontrámos uma correlação positiva fraca dos ângulos da sela e da soma dos ângulos posteriores com a DA no sexo feminino.

As diferenças nos resultados podem dever-se às medições de CBCT efectuadas por Jahjah e Hassan[84], que é um método mais autêntico de medição de uma estrutura tridimensional. Além disso, nenhum dos estudos relatou ainda qualquer associação entre os parâmetros do atlas e os parâmetros angulares maxilares.

Correlação do Atlas A-P com parâmetros maxilo-mandibulares:

Nisayif e Al-Sahaf[13] realizaram um estudo na população iraquiana e relataram uma correlação negativa fraca e significativa da SNMP, goníaco e soma dos ângulos posteriores com o Atlas A-P. Os nossos resultados estão em concordância com o seu estudo e também encontrámos uma correlação negativa fraca e significativa da SNMP, goníaco e soma dos ângulos posteriores com o Atlas A-P nos homens.

Jahjah e Hassan[84] relataram uma correlação positiva fraca dos ângulos da sela e goníaco, uma correlação negativa moderada dos ângulos articulares e da soma dos ângulos posteriores com o Atlas A-P em homens. Em contraste, encontramos uma correlação negativa fraca dos ângulos da sela, goníaco e soma dos ângulos posteriores e uma correlação positiva fraca do ângulo articular com o Atlas A-P em homens. No que diz respeito às mulheres, foi relatada uma correlação positiva fraca dos ângulos articular, goníaco e soma dos ângulos posteriores e uma correlação negativa fraca do ângulo da sela com o Atlas A-P. Os nossos resultados estão em concordância com o seu estudo no que diz respeito à soma dos ângulos posteriores. No entanto, encontramos uma correlação negativa fraca dos ângulos articulares e goníaco e uma correlação positiva fraca do ângulo da sela com o Atlas A-P no sexo feminino. As diferenças nos resultados podem ser devidas aos cefalogramas laterais baseados em exames de TCFC usados no estudo deles, que fornecem imagens de alta qualidade com menos erros de ampliação.

Correlação da AV com parâmetros maxilo-mandibulares:

Nisayif e Al-Sahaf[13] relataram uma correlação negativa fraca de SNMP, goníaco, sela e soma dos ângulos posteriores e uma correlação positiva fraca do ângulo articular com AV na sua população estudada. Do mesmo modo, também encontrámos uma correlação negativa fraca da PMNF, da sela e da soma dos ângulos posteriores e uma correlação positiva fraca do ângulo articular com a AV em ambos os sexos. No que diz respeito ao ângulo goníaco, encontrámos uma correlação positiva fraca nos homens e uma correlação negativa fraca nas mulheres. As diferenças nos resultados podem dever-se a diferenças morfogenéticas em diferentes populações e ao traçado manual dos cefalogramas laterais e às medições dos parâmetros angulares no nosso estudo.

Pontos fortes:

Após uma extensa revisão da literatura, este estudo foi considerado o primeiro do género em que os parâmetros angulares do atlas e da maxila foram correlacionados. Além disso, foram realizadas análises de regressão linear simples e múltipla para encontrar os valores do coeficiente e as diferenças significativas nos parâmetros angulares maxilo-mandibulares com a morfologia do atlas. Além disso, este estudo utiliza numerosos parâmetros angulares mandibulares e maxilares para identificar o padrão de divergência de um indivíduo.

Implicações clínicas:

A previsão do desenvolvimento futuro da má oclusão vertical alteraria a discrepância na fase de crescimento e poderia levar a melhores resultados estéticos e funcionais. A discrepância no plano vertical também pode ter preocupações psicológicas para os indivíduos.[2,10,58] Por exemplo, a mordida profunda esquelética não tratada levará ao impacto gengival dos tecidos palatinos e da gengiva mandibular anterior e, por fim, à deiscência radicular.[101] A mordida profunda pode levar à retrusão funcional ou ao posicionamento distal do côndilo, o que, por sua vez, causaria retrodiscite e distúrbios temporomandibulares.[71] Além disso, também pode interferir com a fala e pode levar o doente a ranger os dentes durante a noite.[10,58]

A mordida aberta esquelética não tratada permitiria que a língua se projetasse para a frente, a fim de criar uma vedação durante a deglutição. Este facto pode provocar uma maior proclinação dos incisivos e agravar a incompetência labial.[2,10,58] Além disso, há uma maior prevalência de traumatismos nos incisivos superiores em casos não tratados e há também uma maior probabilidade de impacto psicológico na vida do indivíduo.[102]

O diagnóstico e a intervenção precoces evitariam futuras cirurgias ortognáticas.[58] No presente estudo, tivemos como objetivo avaliar a morfologia do atlas e correlacioná-la com o padrão de divergência do indivíduo. No entanto, encontramos uma fraca correlação dos parâmetros do atlas com os parâmetros angulares maxilo-mandibulares. Assim, os resultados deste estudo devem ser usados com cautela e a morfologia do atlas não pode ser considerada como um bom preditor de má oclusão vertical. Devem ser utilizados outros métodos para prever o desenvolvimento futuro da má oclusão, tais como as dimensões e a morfologia da ST, sempre que necessário.[83]

Controlo de factores de confusão:

Verifica-se uma disparidade no tamanho das diferentes estruturas de tecidos moles e duros em ambos os sexos. Este facto pode levar a uma discrepância nos valores das diferentes análises entre os géneros. Por conseguinte, no presente estudo, para evitar o erro devido ao dimorfismo de género, os resultados foram estratificados e foram apresentadas médias e correlações separadas para os homens e as mulheres.

Limitações do estudo:

A conceção de um estudo longitudinal é necessária para avaliar o estado de crescimento de um indivíduo. Embora tenhamos adquirido os dados de forma transversal, isto tem certas limitações. Um estudo centrado num único elemento, com traçado manual e medições de parâmetros angulares na modalidade de imagem 2D, são as limitações do estudo. Além disso, apenas as medições sagitais e verticais podem ser efectuadas no cefalograma lateral para as dimensões do atlas, pelo que recomendamos uma avaliação tridimensional ou volumétrica da morfologia do atlas para prever o futuro padrão de divergência do indivíduo.

CAPÍTULO 8

CONCLUSÃO:

Foi encontrada uma correlação estatisticamente significativa, mas fraca, entre o atlas e os parâmetros angulares maxilomandibulares em ambos os géneros. Assim, a morfologia do atlas não pode ser usada para prever o desenvolvimento futuro da má oclusão vertical de um indivíduo. Portanto, são necessários estudos longitudinais e avaliação volumétrica para avaliar o padrão de divergência utilizando a morfologia do atlas.

ANEXOS

Anexo A: Marcos do Atlas[85,86]

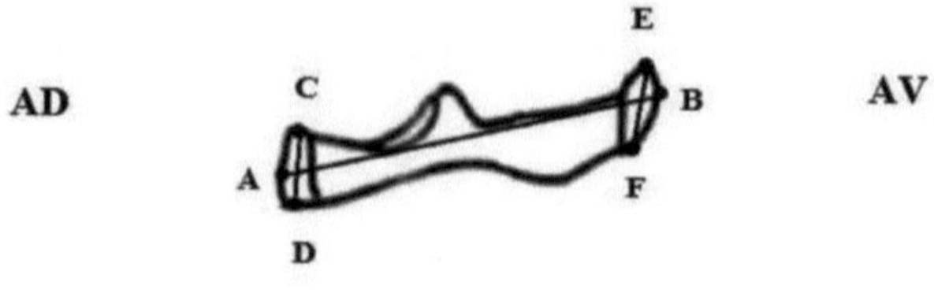

Atlas A-P

AD: O dorso do atlas é a extensão vertical máxima do arco dorsal do atlas (CD)

Atlas A-P: Atlas anteroposterior é a distância horizontal anteroposterior máxima (AB)

AV: Atlas ventre é a extensão vertical máxima do arco ventral do atlas (EF)

Anexo B: Marcos cefalométricos[2]

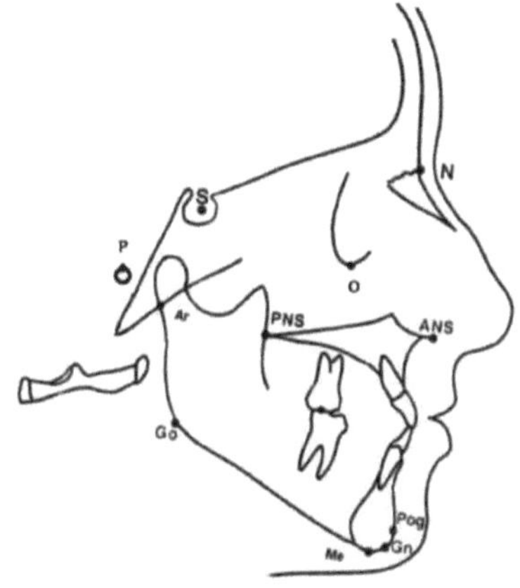

1. **Sela (S):** O ponto médio da cavidade da sela túrcica
2. **Násio (N):** O ponto anterior da intersecção entre os ossos nasal e frontal
3. **Porion (P):** ponto médio do contorno superior do canal auditivo externo
4. **Orbitale (O):** O ponto mais baixo da margem inferior da órbita
5. **Espinha Nasal Anterior (ENA):** A ponta da espinha nasal anterior óssea na margem inferior da abertura piriforme, no plano sagital médio
6. **Espinha Nasal Posterior (ENP):** A ponta da espinha posterior do osso palatino, na junção dos palatos duro e mole
7. **Pogónio (Pog):** O ponto mais anterior do contorno do queixo
8. **Gnátio (Gn):** O centro do ponto inferior da sínfise mandibular
9. **Menton (Me):** O ponto mais inferior da sínfise mandibular
10. **Gonion (Go):** O ponto médio do ângulo da mandíbula
11. **Articulare (Ar):** O ponto de intersecção entre a sombra do arco zigomático e a borda posterior do ramo mandibular.

Anexo C: Ângulo SNMP[59]

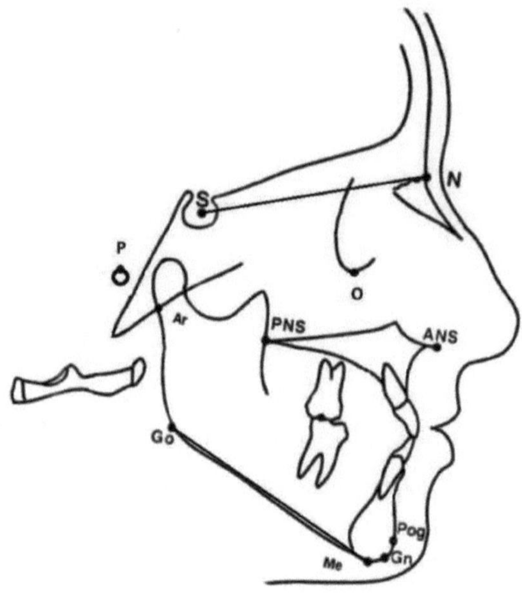

Ângulo SNMP: Ângulo formado pela união do plano S-N ao plano mandibular (Go-Me)

Anexo D: Ângulo de sela[10]

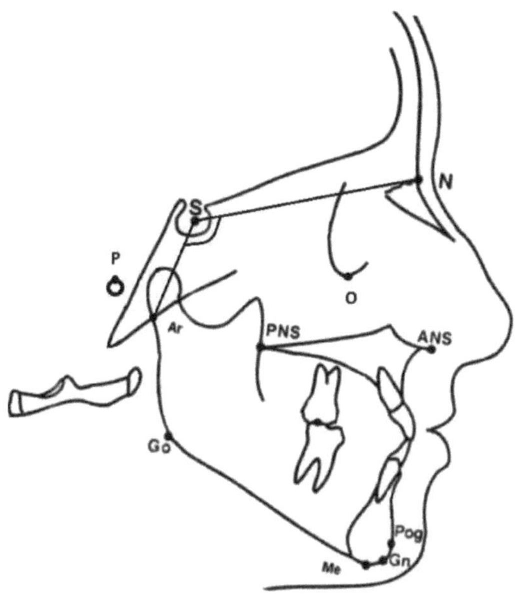

Ângulo de sela: Ângulo formado entre os pontos N, S e Ar.

Anexo E: Ângulo articulare[10]

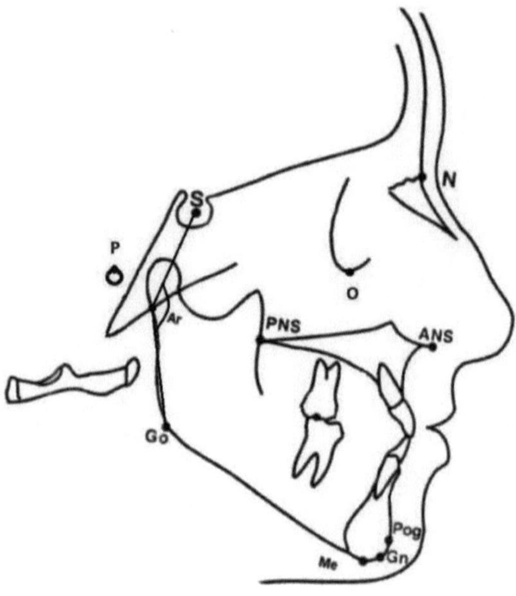

Ângulo articular: Ângulo formado entre os pontos S, Ar e Go.

Anexo F: Ângulo goníaco[10]

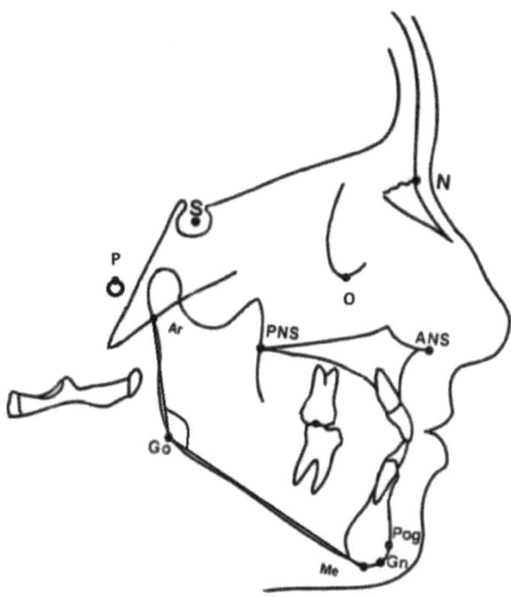

Ângulo gonial: Ângulo formado entre os pontos Ar, Go e Me.

Anexo G: Soma dos ângulos posteriores[10]

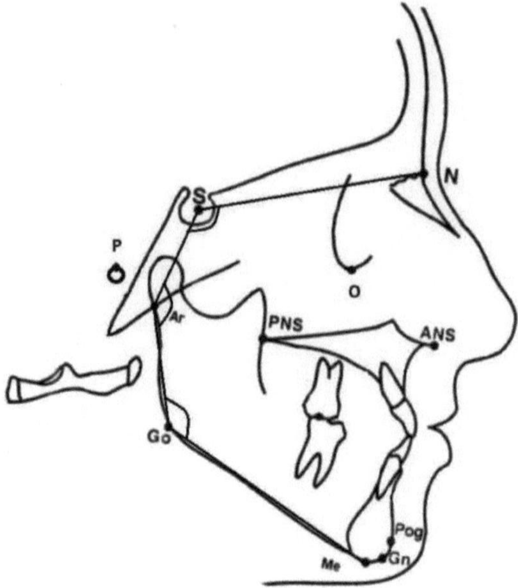

Soma dos ângulos posteriores: O cumulativo dos ângulos de sela, articulado e goníaco.

Anexo H: Ângulo do eixo Y[10]

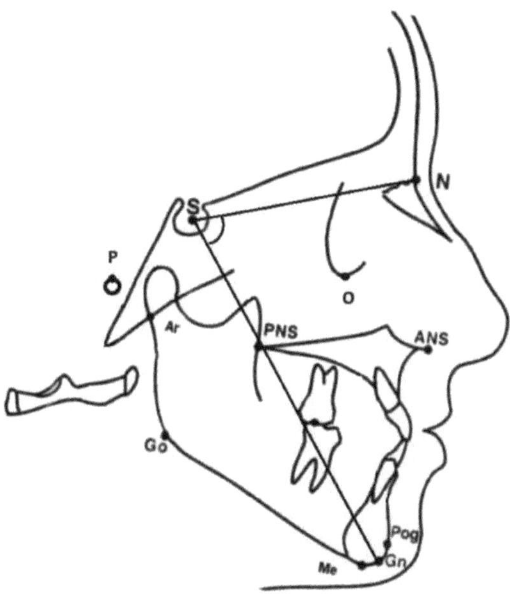

Eixo Y: Ângulo formado pela união dos pontos N, S e Gn.

Anexo I: Ângulo FPPP[87]

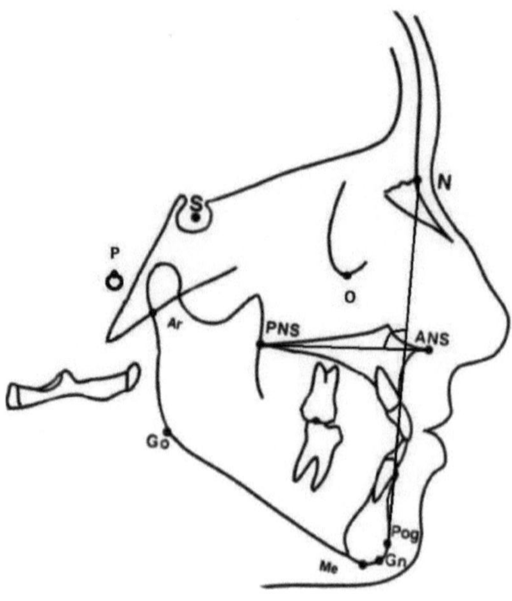

Ângulo FPPP: Ângulo formado pela união do plano facial (N-Pog) e do plano palatino (ANS- PNS)

Anexo J: Ângulo SNPP[88]

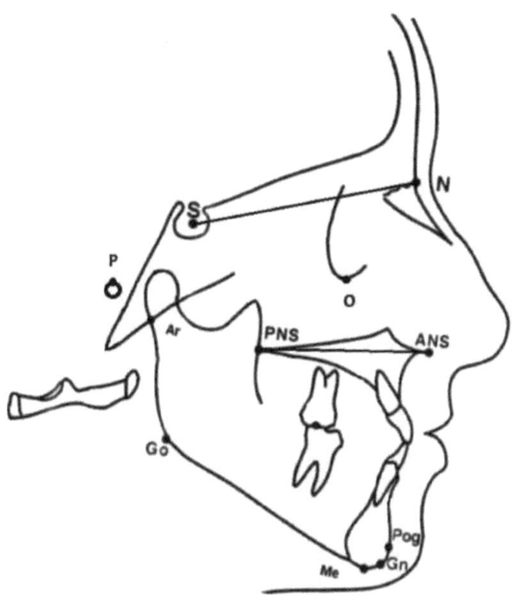

Ângulo SNPP: Ângulo formado pela união do plano da sela nasal (S-N) com o plano palatino (ANS- PNS)

Anexo K: Ângulo FHPP[89]

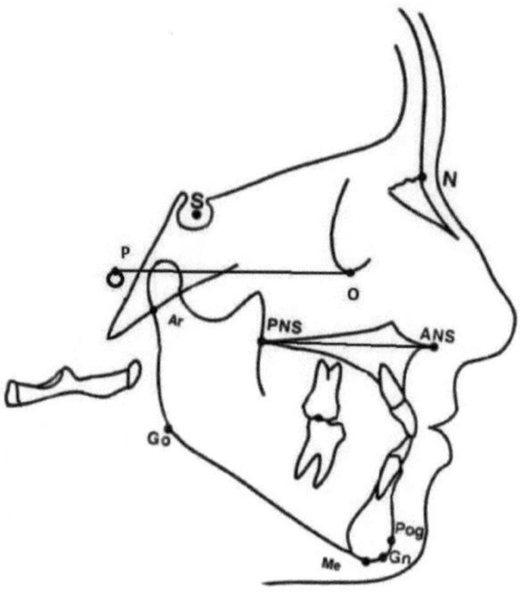

Ângulo FHPP: Ângulo formado entre o plano horizontal de Frankfort (PO) e o plano palatal (ANS-PNS)

Anexo L: Formulário de recolha de dados

Serial No.: _________Date:___ - ___ - _____

N.º de ficheiro ortodôntico: _____-_____

Informação do doente:

Idade: _______ anos e meses   Sexo: M /F

Informações sobre o Cefalograma Lateral:

Parâmetros lineares do Atlas:

AD:_______   Atlas A-P:_______   AV:______

Ângulos de rotação mandibular:

SNMP: _____

Ângulo do selim:

Ângulo articulare:

Ângulo gonial:

Soma dos ângulos posteriores:

NSGn: ____

Ângulos de rotação dos maxilares:

FPPP:______

SNPP:______

FHPP:______

REFERÊNCIAS:

1. Sassouni V. Uma classificação dos tipos esqueléticos faciais. Am J Orthod. 1969;55:109- 23.

2. Proffit WR, Fields HW, Sarver DM. Contemporary orthodontics. 5th ed. St. Louis: Mosby; 2013.

3. Bjork A. Variações no padrão de crescimento da mandíbula humana: estudo radiográfico longitudinal pelo método do implante. J Dent Res. 1963;42:400-11.

4. Bjork A. O uso de implantes metálicos no estudo do crescimento facial em crianças: método e aplicação. Am J Phys Anthropol. 1968;29:243-54.

5. Bjork A, Skieller V. Crescimento normal e anormal da mandíbula. Uma síntese de estudos longitudinais de implantes cefalométricos durante um período de 25 anos. Eur J Orthod. 1983;5:1-46.

6. Bjork A, Skieller V. Desenvolvimento facial e erupção dentária. Um estudo de implantes na idade da puberdade. Am J Orthod. 1972;62:9-83.

7. Schudy FF. A rotação da mandíbula resultante do crescimento: suas implicações no tratamento ortodôntico. Angle Orthod. 1965;35:36-50.

8. Solow B, Houston WJ. Rotações mandibulares: conceitos e terminologia. Eur J Orthod. 1988;10:177-9.

9. Huggare J. A primeira vértebra cervical como indicador do crescimento mandibular. Eur J Orthod. 1989;11:10-6.

10. Graber LW, Vanarsdall RL, Vig KWL. Orthodontics, current principles and techniques. 5th ed. Canadá: Mosby; 2012.

11. Fesmire FM, Luten RC. The pediatric cervical spine: developmental anatomy and clinical aspects. J Emerg Med. 1989;7:133-42.

12. Watanabe M, Yamaguchi T, Maki K. Morfologia da vértebra cervical em diferentes classes esqueléticas. Uma avaliação por tomografia computorizada tridimensional. Angle Orthod. 2010;80:719-24.

13. Nisayif DH, Al-Sahaf NH. A relação entre a morfologia da primeira vértebra cervical e a direção da rotação mandibular em adultos iraquianos. Iraqi Orthod J. 2005;1:32-5.

14. Peck H, Peck S. Um conceito de estética facial. Angle Orthod. 1970;40:284- 317.

15. Farhad B, Naini FB, Moss JP, Gill DS. O enigma da beleza facial: estética, proporções, deformidade e controvérsia. Am J Orthod Dentofacial Orthop. 2006;130:277-82.

16. Zeising A. Neue lehre von den proportionen des menschlichen korpers: aus einem bisher unerkannt gebliebenen, die ganze natur und kunst durchdringenden morphologischen grundgesetze entwickelt und mit einer volstandigen historischen uebersicht der bisherigen systeme begleitet. Leipzig: Weigel, 1854.

17. Pedretti C. Leonardo da Vinci: caderno de notas de um génio. Milão: Powerhouse Publishing; 2001.

18. Zaib F, Israr J, Ijaz A. Photographic angular analysis of adult soft tissue facial profile. Pak Orthod J. 2009;1:34-9.

19. Subtelny JD. A longitudinal study of soft tissue facial structures and their profile characteristics, defined in relation to underlying skeletal structures. Am J Orthod. 1959;45:481-507.

20. Farkas LG, Munro IR. Proporções faciais antropométricas em medicina. Springfield: Charles C. Thomas Publisher; 1986.

21. Rakosi T, Jonas I, Graber T. Orthodontic diagnosis (Color Atlas of Dental Medicine), lsted. Thieme; 1993.

22. Ricketts R. Uma base para a comunicação cefalométrica. Am J Orthod. 1960;46:230-57.

23.Siriwat PP, Jarabak JR. Maloclusão e morfologia facial: existe uma relação? Angle Orthod. 1985;55:127-38.

24.Bishara SE, Jakobsen JR. Alterações longitudinais em três tipos faciais normais. Am J Orthod. 1985;88:466-502.

25.Cardoso MA, Filho LC, An TL, Lauris JR. Epidemiologia do padrão face longa em escolares que frequentam escolas de ensino médio na cidade de Bauru-SP. Dental Press J Orthod. 2011;16:108-19.

26.Cardoso MA, Castro RC, An TL, Normando D, Garib DG, Filho LC. Prevalência do padrão face longa em indivíduos brasileiros de diferentes origens étnicas. J Appl Oral Sci. 2013;21:150-6.

27.Amm EW, Chaptini EA, Boley JC. Tratamento em duas fases de um paciente classe II esquelética hipodivergente com um canino maxilar em falta. J Clin Orthod. 2014;48:303-11.

28.Willems G, De Bruyne I, Verdonck A, Fieuws S, Carels C. Prevalence of dentofacial characteristics in a Belgian orthodontic population. Clin Oral Invest. 2001;5:220-6.

29.Stanciu R, Temelcea A, Simion I, Dorobat V. A epidemiologia das perturbações sagitais ao nível da base esquelética correlacionada com as suas perturbações verticais num grupo de pacientes de Bucareste. Romanian J Oral Rehab. 2010;2:7-10.

30.Franco FC, Araujo TM, Vogel CJ, Quintao CC. Braquicefálico, dolicocefálico e mesocefálico: é adequado descrever a face utilizando padrões cranianos? Dental Press J Orthod. 2013;18:159-63.

31.Grauer D, Cevidanes LSH, Styner MA, Ackerman JL, Proffit WR. Pharyngeal airway volume and shape from cone-beam computed tomography: relationship to facial morphology. Am J Orthod Dentofacial Orthop. 2009;136:805-14.

32.Pepicelli A, Woods M, Briggs C. Os músculos mandibulares e sua importância na

Ortodontia: uma revisão contemporânea. Am J Orthod Dentofacial Orthop. 2005;128:774-80.

33. Chan HJ, Woods M, Stella D. Morfologia do músculo mandibular em crianças com diferentes padrões faciais verticais: um estudo de tomografia computorizada tridimensional. Am J Orthod Dentofacial Orthop. 2008;133:10el-13.

34. Tsunori M, Mashita M, Kasai K. Relação entre tipos faciais e caraterísticas dentárias e ósseas da mandíbula obtidas por tomografia computadorizada. Angle Orthod. 1998;68:557-62.

35. Dibbets JM. Associações morfológicas entre as classes de Angle. Eur J Orthod. 1996;18:111-8.

36. Hom AJ, Thiers-Jegou I. Faces de mordida profunda de Classe II: tratamento numa fase ou em duas fases? World J Orthod. 2005;6:171-9.

37. Bjork A. Crescimento facial no homem, estudado com o auxílio de implantes metálicos. Ata Odontol Scand. 1955;13:9-34.

38. Bjork A. Prediction of mandibular growth rotation (Previsão da rotação do crescimento mandibular). Am J Orthod. 1969;55:585-99.

39. Lavergne J, Gasson N. Definições operacionais das rotações morfogenéticas e posicionais da mandíbula. Eur J Oral Sci. 1977;85:185-92.

40. Enlow DH. Rotações da mandíbula durante o crescimento, em: J.A McNamara Jr (Ed.) Determinants of mandibular form and growth. Monografia 4, Série Crescimento Craniofacial. 2nd ed. Centro de Crescimento e Desenvolvimento Humano, Universidade de Michigan, Ann Arbor; 1975.

41. Dibbets JM. O puzzle da rotação do crescimento. Am J Othod. 1985;87:473-80.

42. Houston WJ. Rotações de crescimento mandibular: seus mecanismos e

importância. EurJOrthod. 1988;10:369-73.

43.Buschang PH, Jacob HB. A rotação mandibular revisitada: o que a torna tão importante? Semin Orthod. 2014;20:299-315.

44.Subtelny JD. A longitudinal study of soft tissue facial structures and their profile characteristics, defined in relation to underlying skeletal structures. Am J Orthod. 1959;45:581-607.

45.Richardson ME. Apinhamento tardio da arcada inferior: crescimento facial ou desvio para a frente? Eur J Orthod. 1979;1:219-25.

46.Opdebeeck H, Bell WH. The short face syndrome. Am J Orthod. 1978;73:499-511.

47.Schendel SA, Eisenfeld J, Bell WH, Epker BN, Mishelevich DJ. A síndrome da face longa: excesso vertical da maxila. Am J Orthod. 1976;70:398-408.

48. Lavergne J, Gasson N. Análise e classificação do padrão de crescimento rotacional sem implantes. Br J Orthod. 1982;9:51-6.

49. Schudy FF. Crescimento vertical versus crescimento anteroposterior em relação à função e ao tratamento. Angle Orthod. 1964;34:75-93.

50. Nanda SK. Patterns of vertical growth in the face (Padrões de crescimento vertical na face). Am J Orthod Dentofacial Orthop. 1988;93:103-16.

51. Karlsen AT. Diferenças de crescimento craniofacial entre homens com baixo e alto ângulo MP-SN: um estudo longitudinal. Angle Orthod. 1995;65:341-50.

52. Tomes CS. Sobre a origem do desenvolvimento da maxila contraída em forma de V. Monthly RevDentSurg. 1872;1:2-5.

53. Proffit WR, Fields HW, Nixon WL. Forças oclusais em adultos normais e de face longa. J Dent Res. 1983;62:566-70.

54. Buschang PH, Jacob H, Carrillo R. As caraterísticas morfológicas, o crescimento e a

etiologia do fenótipo hiperdivergente. Semin Orthod. 2013;19:212-26.

55. Frohlich FJ. Alterações nas más oclusões do tipo classe II não tratadas. Angle Orthod. 1962;32:167-79.

56. Linder-Aronson S. Adenoids. O seu efeito no modo de respiração e no fluxo de ar nasal e a sua relação com as caraterísticas do esqueleto facial e a denição. Um estudo biométrico, rino-manométrico e cefalometroradiográfico em crianças com e sem adenóides. Ata Otolaryngol Suppl. 1970;265:1-132.

57. Homer KA, Behrents RG, Kim KB, Buschang PH. Cortical bone and ridge thickness of hyperdivergent and hypodivergent adults (Osso cortical e espessura da crista de adultos hiperdivergentes e hipodivergentes). Am J Orthod Dentofacial Orthop. 2012;142:170-8.

58. Nanda R. Estética e biomecânica em ortodontia. 2nd ed. St. Louis: Elsevier; 2015.

59. Jacabson A, Jacabson RL, editores. Radiographic cephalometry from basics to 3D imaging. 2nd ed. Hanover Park: Quintessence Publishing Co; 2006.

60. Altuna G, Woodside DG. Resposta da face média ao tratamento com forças oclusais verticais aumentadas: efeitos do tratamento e pós-tratamento em macacos. Angle Orthod. 1985;55:251-63.

61. Iscan HN, Dincer M, Gultan A, Meral O, Taner-Sarisoy L. Efeitos da terapia com chincap vertical na morfologia mandibular em pacientes com mordida aberta. Am J Orthod Dentofacial Orthop. 2002;122:506-11.

62. Bakke M, Siersbaek-Nielsen S. Treino dos músculos elevadores da mandíbula em indivíduos com mordida aberta anterior. Eur J Orthod. 1990;2:502.

63. Ingervall B, Bitsanis E. A pilot study of the effect of masticatory muscle training on facial growth in long-face children. Eur J Orthod. 1987;9:15-23.

64. DeBerardinis M, Stretesky T, Sinha P, Nanda RS. Avaliação do aparelho de contenção vertical no tratamento de pacientes com ângulo elevado. Am J Orthod

Dentofacial Orthop. 2000;117:700-5.

65. Mojdehi M, Buschang PH, English JD, Wolford LM. Alterações de crescimento pós-cirúrgico na mandíbula de adolescentes com padrão de crescimento vertical do excesso maxilar. Am J Orthod Dentofacial Orthop. 2001;119:106-16.

66. Cusimano C, McLaughlin RP, Zemik JH. Efeitos das primeiras extracções de bicúspides na altura facial em casos de ângulo elevado. J Clin Orthod. 1993;27:594-8.

67. Buschang PH, Carrillo R, Rossouw PE. Correção ortopédica de pacientes hiperdivergentes e retrognatas em crescimento com implantes mini-implantes. J Oral Maxillofac Surg. 2011;69:754-62.

68. Watted N, Witt E, Bill JS. Um conceito terapêutico para a correção cirúrgica ortodôntica combinada de deformidades de classe II de Angle com síndrome da face curta: alongamento cirúrgico da face inferior. Orthod Craniofac Res. 2000;3:78-93.

69. Karlsen AT. Caraterísticas craniofaciais em crianças com má oclusão de classe II divison 2 de Angle combinada com mordida profunda extrema. Angle Orthod. 1994;64:123-30.

70. Mayrhofer B. Lehrbuch der Zahnkrankheiten. Jena, Alemanha: Gustav Fischer Verlag; 1912.

71. Sonnesen L, Svensson P. Temporomandibular disorders and psychological status in adult patients with a deep bite. Eur J Orthod. 2008;30:621-9.

72. Moyers RE. Handbook of Orthodontics. 4ª ed., Chicago, IL. Chicago, IL: Year Book Medical Publishers; 1998.

73. Naini FB, Gill DS, Sharma A, Tredwin C. A etiologia, diagnóstico e tratamento da sobremordida profunda. Dent Update. 2006;33:326-36.

74. CetlinNM. Tratamento sem extração. J Clin Orthod. 1983;17:396-413.

75. Proffit WR, White RP, Sarver DM. Tratamento contemporâneo da deformidade

dentofacial. 1st ed. St. Louis: Mosby; 2003.

76. Kole H. Operações cirúrgicas no rebordo alveolar para corrigir anomalias oclusais. Oral Surg Oral Med Oral Pathol. 1959;12:515-29.

77. Jones RM, Faqir A, Millett DT, Moos KF, McHugh S. Bridging and dimensions of sella turcica in subjects treated by surgical orthodontic means or orthodontics only. Angle Orthod. 2005;75:714-8.

78. Pisaneschi M, Kapoor G. Imaging the sella and parasellar region. Neuroimag ClinN Am. 2005;15:203-19.

79. Camp JD. Anatomia normal e patológica da sela turca revelada por roentgenogramas. Am JRoentgenol. 1924;12:143-56.

80. Gliddon MJ, Xia JJ, Gateno J, Wong HT, Lasky RE, Teichgraeber JF, et al. A exatidão da sobreposição de traçados cefalométricos. J Oral Maxillofac Surg. 200;64:194-202.

81. Alkofide EA. The shape and size of the sella turcica in skeletal class I, class II, and class III Saudi subjects. Eur J Orthod. 2007;29:457-63.

82. Shah AM, Bashir U, Ilyas T. A forma e o tamanho da sela turca na classe esquelética I, II e III em pacientes que se apresentam no Islamic International Dental Hospital, Islamabad. Pak Oral Dent J. 2011;31:104-10.

83. Yasa Y, Buyuk SK, Benkli YA, Arslan A, Topbaşi NM. O tamanho e a forma da sela túrcica em pacientes ortodônticos adolescentes com diferentes padrões de crescimento vertical. Clin Dent Res. 2017;41:3-9.

84. Jahjah Y, Hassan H. Dimensões do atlas e sua relação com a rotação dos maxilares (estudo de varredura CBCT). Tish Uni J Res Sci Stud - Heal Sci Ser. 2015;37:333-56.

85. Vastardis H, Evans CA. Avaliação das anomalias da coluna cervical em radiografias cefalométricas. Am J Orthod Dentofacial Orthop. 1996;109:581-8.

86. Huggare J, Kylamarkula S. Morphology of the first cervical vertebra in children with enlarged adenoids. Eur J Orthod. 1985;7:93-6.

87. Prasad M, Chaitanya N, Reddy KPK, Talapaneni AK, Myla VB, Shetty SK. Evaluation of nasal morphology in predicting vertical and sagittal maxillary skeletal discrepancies (Avaliação da morfologia nasal na previsão de discrepâncias esqueléticas maxilares verticais e sagitais). Eur J Dent. 2014;8:197-204.

88. Bhushan R, Kumar S, Chauhan AK, Mohan S, Shekhar M, Namoly A. Assessment of the relationship between maxillary rotation and nasal morphology in males. Contemp Clin Dent. 2015;6:12-7.

89. Kim YH. Indicador de profundidade de sobremordida com particular referência à mordida aberta anterior. AmJOrthod. 1974;65:586-611.

90. Skieller V, Bjork A, Linde-Hansen T. Previsão da rotação do crescimento mandibular avaliada a partir de uma amostra longitudinal de implantes. Am J Orthod. 1984;86:359-70.

91. Leslie LR, Southard TE, Southard KA, Casko JS, Jakobsen JR, Tolley EA, et al. Previsão da rotação do crescimento mandibular: avaliação do método de Skieller, Bjork, e Linde-Hansen. Am J Orthod Dentofacial Orthop. 1998;114:659-67.

92. Schafer RC. Biomecânica clínica: acções e reacções músculo-esqueléticas. 2nd ed. Baltimore: Williams and Wilkins; 1987.

93. Springate SD. A re-investigation of the relationship between head posture and craniofacial growth (Uma re-investigação da relação entre a postura da cabeça e o crescimento craniofacial). Eur J Orthod. 2012;34:397-409.

94. Festa F, Tecco S, Dolci M, Ciufolo F, Di Meo S, Filippi MR, et al. Relação entre a lordose cervical e a morfologia facial em mulheres caucasianas com má oclusão esquelética de classe II: um estudo transversal. J Craniomandibular Pract. 2003;21:121-9.

95. Kylamarkula S, Huggare J. Head posture and the morphology of the first cervical

vertebra. EurJ Orthod. 1985;7:151-6.

96. Alam MK, Basri R, Purmal K, Sikder MA, Saifuddin M, Iida J. Determinação de normas cefalométricas para adultos do Bangladesh utilizando a análise de Bjork-Jarabak. Int Med J. 2012;19:329-32.

97. Jarabak J, Fizzel J. Técnica e tratamento com aparelhos edgewise de fio leve. 2nd ed. St. Louis: Mosby; 1972.

98. Khan T, Ahmed I. Medidas cefalométricas de uma amostra de adultos paquistaneses de acordo com a análise de Jarabak. J Pak Med Assoc. 2013;63:1345-8.

99. Nahidh M, Al-Chalabi HM, Salim A, Mohammed SA, Ahmed HM, Mahmoud AB, et al. A relação entre diferentes métodos para avaliar a relação vertical dos maxilares. J Dent Med Sci. 2016;15:33-8.

100. Lira AD, Souza MM, Bolognese AM. Comportamento da maxila a longo prazo em má oclusão de classe II esquelética tratada. Braz J Oral Sci. 2012;11:120-4.

101. Tausche E, Luck O, Harzer W. Prevalência de más oclusões na dentição mista precoce e necessidade de tratamento ortodôntico. Eur J Orthod. 2004,26:237-44.

102. Koroluk LD, Tulloch JC, Phillips C. Trauma do incisivo e tratamento precoce para má oclusão de classe II divisão 1. Am J Orthod Dentofacial Orthop. 2003;123:117- 25.

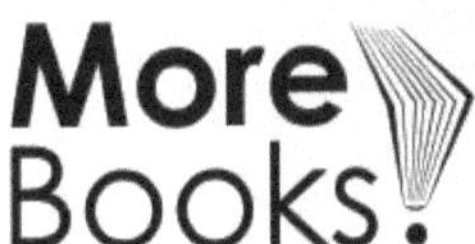

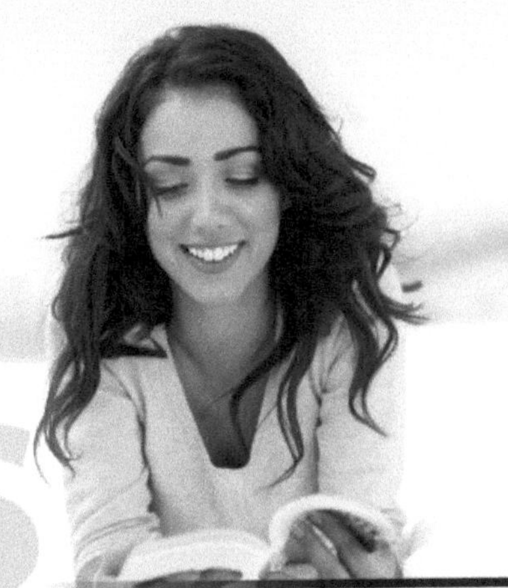

I want morebooks!

Buy your books fast and straightforward online - at one of world's fastest growing online book stores! Environmentally sound due to Print-on-Demand technologies.

Buy your books online at
www.morebooks.shop

Compre os seus livros mais rápido e diretamente na internet, em uma das livrarias on-line com o maior crescimento no mundo! Produção que protege o meio ambiente através das tecnologias de impressão sob demanda.

Compre os seus livros on-line em
www.morebooks.shop

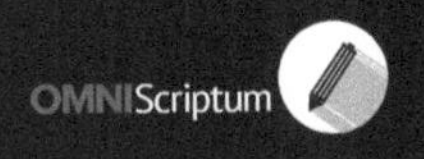

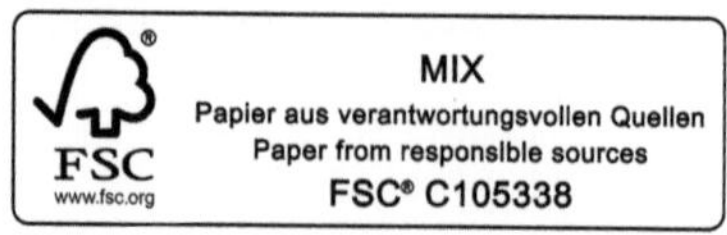

Printed by Books on Demand GmbH, Norderstedt / Germany